中医养生速查宝典

24节气健康吃法

周林 编著

中国科学技术出版社
·北京·

图书在版编目（CIP）数据

24 节气健康吃法 / 周林编著 . -- 北京 : 中国科学技术出版社，2025. 6. -- ISBN 978-7-5236-1457-0

Ⅰ. R247.1

中国国家版本馆 CIP 数据核字第 2025KY0881 号

策划编辑 于 雷 韩 翔
责任编辑 于 雷
装帧设计 翰墨漫童
责任印制 徐 飞

出　　版 中国科学技术出版社
发　　行 中国科学技术出版社有限公司
地　　址 北京市海淀区中关村南大街 16 号
邮　　编 100081
发行电话 010-62173865
传　　真 010-62179148
网　　址 http://www.cspbooks.com.cn

开　　本 880mm × 1230mm 1/64
字　　数 79 千字
印　　张 2.5
版　　次 2025 年 6 月第 1 版
印　　次 2025 年 6 月第 1 次印刷
印　　刷 鸿鹄（唐山）印务有限公司
书　　号 ISBN 978-7-5236-1457-0
定　　价 25.00 元

内容提要

本书是一本深入探讨二十四节气与饮食养生关系的书籍。全书共分为五章，首先为读者揭示了节气变化与人体健康的紧密联系，强调了顺应自然规律在养生中的重要性。接下来分别针对春、夏、秋、冬四季，详细介绍了各个季节的节气特点、饮食原则和养生方法：春季强调阳气初生，宜食辛甘发散之品，并有目的地选择补肝养肝的食物；夏季着重于养心败火、解暑开胃，并提供了适合的饮食建议和食谱；秋季讲述了饮食宜由辛甘逐渐转为清淡养阳之品，随着节气的推移，每个节气都有其侧重；冬季强调了养藏温补、滋益阴精的重要性，并提供了相应的饮食指导。书中提供了大量的节气饮食知识，丰富了读者的饮食选择和养生理念。本书是一本适合广大中医爱好者和所有关心健康的读者阅读参考的养生宝典。

目录

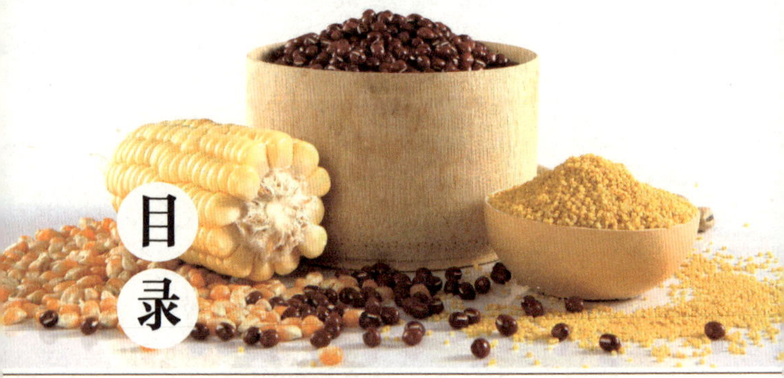

第一章 春季吃喝有道，养生重在养肝

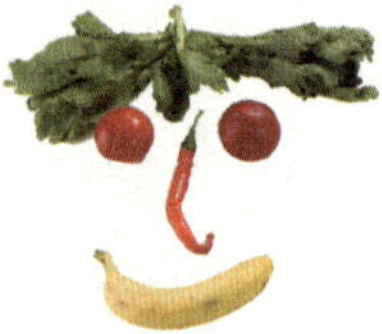

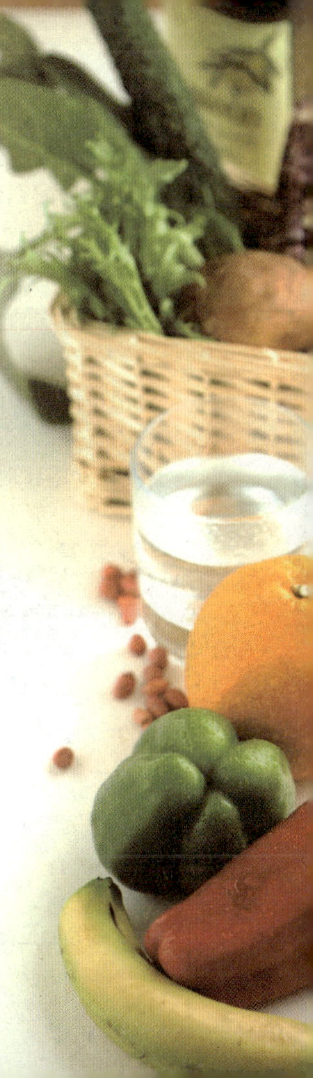

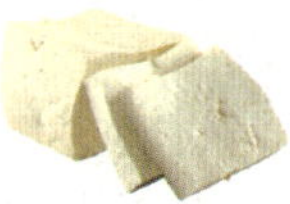

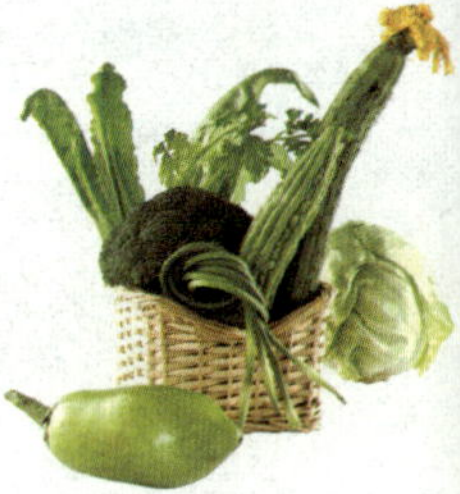

第三章 秋季吃喝有道，身心愉悦无所愁

立秋——调精神，敛肺气 / 78

处暑——防秋燥，促睡眠 / 84

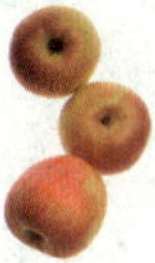

白露——补阴润燥 / 90

第四章

冬季吃喝有道，养足精气祛寒气

第一章

春季吃喝有道，养生重在养肝

春天冰雪消融，万物复苏，自然界阳气生发，到处都涌动着勃勃生机。所以，春季饮食必须掌握春天之肝气升发、舒畅的特点。芹菜、菠菜、韭菜等绿色食物，对于养肝大有好处。还可适量食用葱、香菇、鸡肉、鲫鱼等食物，有助于人体阳气的生发。

春季养生原则

春为四时之首，万象更新之始，这个时节，人体之阳气也要顺应自然，向上向外疏发。因此，春季可说是净化调养身体的最佳季节，养生时必须注意保护体内的阳气，使其逐渐旺盛充沛，故要尽量避免耗伤阳气、阻碍阳气的情况发生。

中医学认为，春季人体内的肝胆经脉旺盛活跃，在此时如果好好调养肝脏，便能增强免疫力。调养肝脏不仅要在饮食、生活上节制，最重要的是要保持良好的心态，并预防外环境对身体造成的伤害。

春季饮食要点

按五行归属，春为木，人体脏腑属肝胆，七情中的怒与肝胆联系。按中医养生原则，早春食补应以养肝为先，兼顾益脾和胃，温补阳气以达到御寒保健的效果。因为在阳气生发的春季，肝气上升，相对影响脾胃的消化吸收功能，温补药反而加重身体内热，所以不需要特别进补，故饮食原则应以清淡为主。

而经历了一个冬季的滋补，此时应多吃些应季的鲜嫩青绿色蔬菜，如芹菜、菠菜、葱、黄瓜等，不但可让肠胃休息一下，也可藉由蔬菜中丰富的膳食纤维加速体内油脂和毒素的排出，以促进新陈代谢。

在烹煮调味上，应以简单、原味为原则，辣椒、羊肉等热性食物，或油炸炖补等应该尽量少吃。

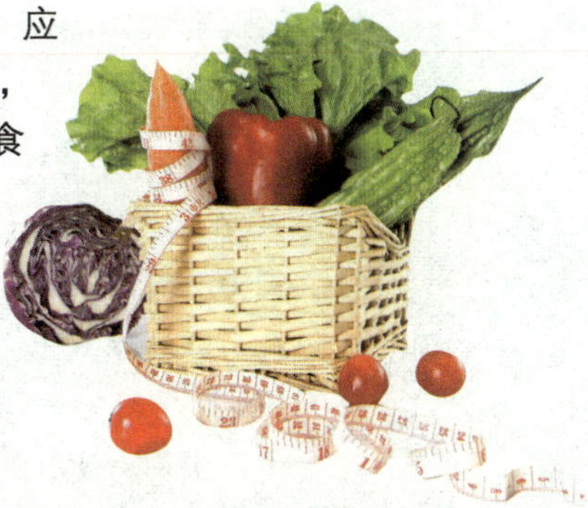

此外，春季又是气候由寒转暖的季节，气温变化较大，细菌、病毒等微生物开始繁殖，活力增强容易侵犯人体而致病，所以可以多摄取富含维生素和微量元素的绿色蔬菜，以改善冬季维生素摄取的不足，加强上呼吸道黏膜和呼吸器官上皮细胞的功能。

春季多吃鲜嫩蔬菜可促进人体油脂和毒素的快速排出。

立春——益气养肝

进入立春时节，将逐渐告别寒冷的冬天，迎来欣欣向荣的春天。不过，虽然天气渐渐变暖，但是在一段时间内，冷空气依然会占据着主导地位，有的年份甚至还会有强冷空气来袭，造成较大范围的雨雪、大风和降温天气。

有趣的节气

传统饮食

北方人在立春之日喜食春饼、和菜。春饼讲究从头吃到尾，叫“有头有尾”。做法是：用沸水冲烫面粉和成面团，将烫好的面团揉透，做成很多小圆剂子，在每两个剂子中间沾上香油，合在一起擀成一张薄饼，饼放入锅中用中火焙烙（即盖锅不加油），30 秒翻一次面，1 分钟后趁热可把饼一揭为二盛起来。春饼烙好了，接着做和菜。所谓和菜就是用时令蔬菜，如韭黄、芹菜叶、豆芽、香干等切成的丝，或拌或炒，夹入春饼即食。

葱

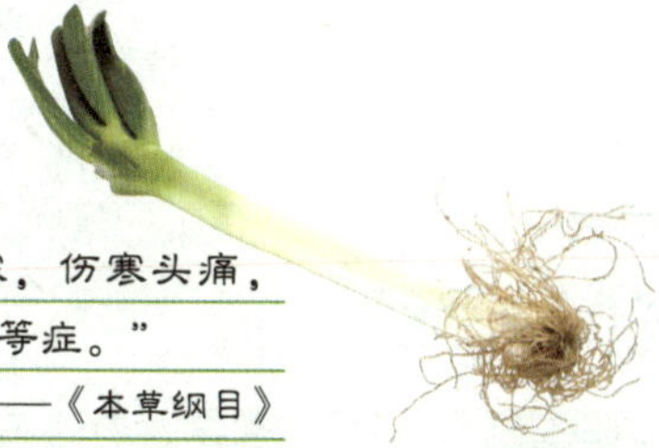

“主治感冒同寒，伤寒头痛，风湿身痛，动胎等症。”

——《本草纲目》

食材档案

别名	和事草
性味归经	性温，味辛，归肺、胃经
适宜人群	一般人都可食用，脑力劳动者更宜
营养价值	维生素C、硒

食材详解

葱具有通阳发表、解毒止痛、祛痰、利尿、增强食欲之功效。春季是人体阳气升发的季节，应顺应天地阴阳之气，采取科学的饮食方法，使阳气得以宣达。葱辛辣，性温，具有发汗祛痰、解瘀化毒、散寒通阳等功效。立春吃葱不仅有助于升发阳气，还能祛寒杀菌、预防感冒。

芹菜

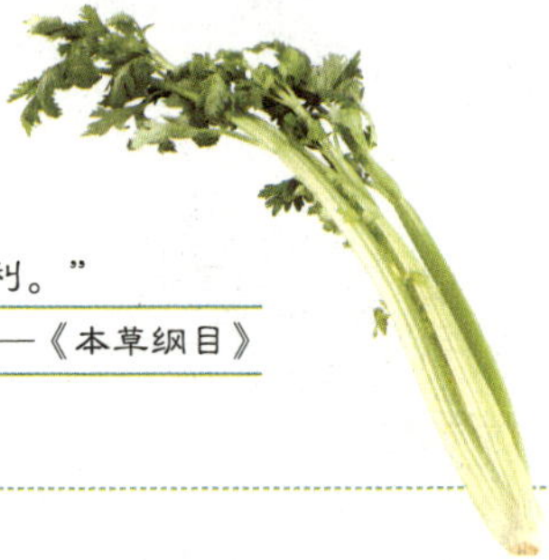

"旱芹，其性滑利。"

——《本草纲目》

食材档案

立春

别名	旱芹、香芹、白芹菜
性味归经	性凉，味甘、微苦，归胃、肝经
适宜人群	一般人都可以食用
营养价值	膳食纤维、甘露醇、钙、磷、钾

食材详解

春天是"百病发作"的季节；"春气者，诸病在头。"到了春天，肝气旺盛，肝阳易上亢，凡肝阳上亢者，血压易波动而升高，特别容易出现头痛、眩晕，而芹菜具有平肝、降压、镇痛、镇静功效，正好可以派上用场。

板蓝根

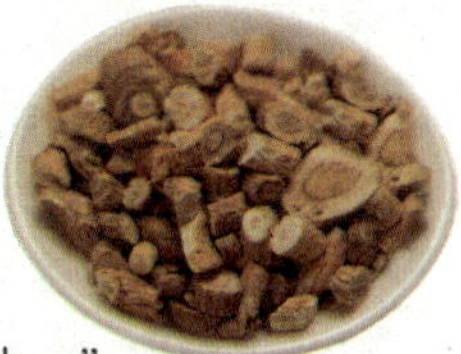

"凉血、清热、解毒、辟疫、杀虫。"

——《本草便读》

食材档案

别　　名 菘蓝、马蓝、蓝靛根

性味归经 性寒，味苦，归肝、胃、肾、膀胱经

适宜人群 脾胃虚寒者禁服

食材详解

板蓝根属十字花科草本植物，药用部位为其干燥根，一般适宜秋冬季采挖，洗净，晒干，生用。板蓝根主产于河北、浙江、安徽、江苏、陕西、甘肃等地。另外，板蓝根有北板蓝根和南板蓝根之分。

板蓝根可用于外感风热或瘟病初起，发热头痛、咽痛等；用于热毒发斑、喉痹、大头瘟疫、丹毒、火眼、痈肿等；用于病毒性及细菌性感染引起的疾病等。作为春季茶饮，可预防疾病。

单方独味妙用

单味山楂改善高血压	每日取生山楂30克，沸水冲泡，分3次饭后服用，1个月为1疗程。 现代医学研究发现，山楂中含有三萜类及黄酮类等成分，具有显著的扩张血管及降压作用，有增强心肌、抗心律不齐、调节血脂及胆固醇含量的功能。

中药复方有疗效

流行性感冒方	贯众50克，板蓝根15克，水煎服，每日1剂。 此方具有疏风清热之功效，可辅助治疗感冒和流行性感冒。
老人保健方	陈皮120克，甘草60克，共研细末，每次5克，每日1次。 老人立春时服用有助于进食顺气。

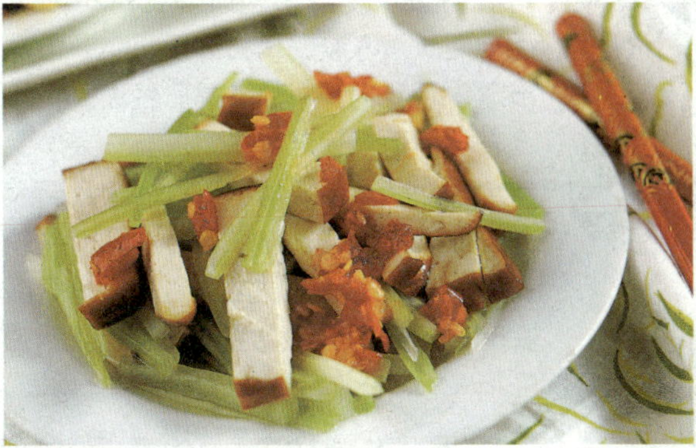

芹菜炒熏干

材料 芹菜300克，熏干3块，葱花适量。

调料 盐、鸡精各适量，剁椒少许。

做法

1. 把芹菜、熏干分别洗净切丝；芹菜丝入沸水中汆烫一下，沥干水分备用。
2. 油锅烧热爆香葱花，放入熏干丝，加入鸡精、少许水翻炒。
3. 加入芹菜丝同炒至熟，加入少许盐、剁椒调味后即可出锅。

雨水——养脾调胃

每年2月18日前后为雨水节气。杜甫有诗云："好雨知时节，当春乃发生。随风潜入夜，润物细无声。"雨水节气告诉我们少雨的冬季已经过去，降雨开始，雨量逐渐增多，还有一层"雪散为水"之意。"雨水"过后，我国大部分地区气温回升到0℃以上，华北平原日平均气温已达3℃左右，江南平均气温在5℃上下，华南气温在10℃以上。

有趣的节气 传统饮食

我国传统节日元宵节正好在雨水节气的前后。汤圆是元宵节的美食。汤圆由糯米制成，或实心，或带馅。馅有豆沙、白糖、山楂、各类果料等，食用时煮、煎、蒸、炸皆可。起初，因为熟了浮在水上，古人叫它"浮圆子"，后来又叫"汤团"或"汤圆"。这些名称均与"团圆"字音相近，取团圆之意，象征全家人团团圆圆、和睦幸福。

小米

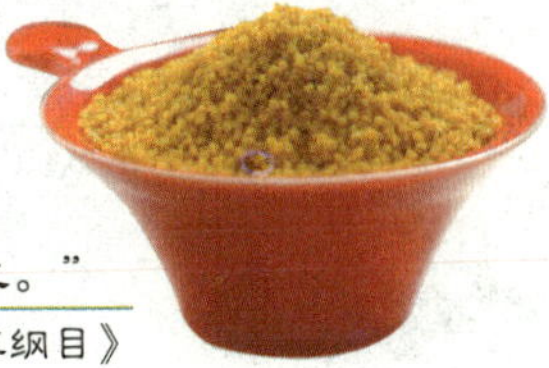

"肾之谷也，肾病宜食之。"

——《本草纲目》

食材档案

别名	粟米
性味归经	性凉，味甘、咸，归肾、脾、胃经
适宜人群	老少皆宜
营养价值	B族维生素、无机盐

食材详解

小米具有健脾、和胃、益肾、除热等功效。雨水节气的来临，表示寒冬已经过去，而人体相应的就是阳气开始浮动，这会导致一些人的脾胃虚弱，特别是小儿多会表现出体虚的病症。这个时候喝点小米粥，对补益脾胃很有帮助。

菊花

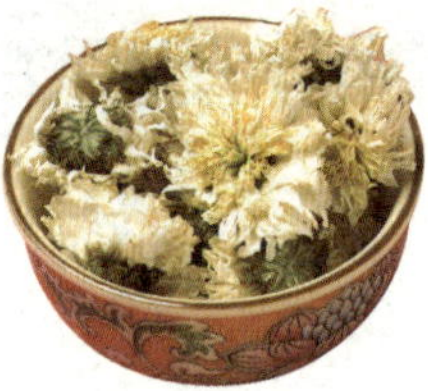

“破血疏肝，解疔散毒。”

——《本草纲目》

食材档案

别　　名 秋菊、日精、九华、帝女花

性味归经 性微寒，味辛、甘、苦，归肺、肝经

适宜人群 老少皆宜

食材详解

菊花气味芬芳，绵软爽口，是入菜佳品。菊花的吃法很多，生食、熟食，焖、蒸、煮、炒、烧、拌皆宜，还可切丝入馅，菊花酥饼和菊花饺就很受人们的欢迎；菊花茶是老少皆宜的茶饮品。

菊花具有疏风、明目、解毒的功效。春季肝火上扰，不少中老年人会感到头顶疼痛，另外还常伴有眼睛疼痛、发红、口干、口苦、大便干燥等肝火旺的症状。这个时候，菊花清肝泻火、清热解毒的作用正好可以派上用场。

单方独味妙用

干白茅根方	干白茅根200克，水煎。早、晚分2次服。 可利尿消肿，适用于急性肾炎。

中药复方有疗效

头痛面肿、风热眼涩方	甘菊花、防风、前胡、旋覆花、芍药、玄参各30克，研末，临睡前以米汤调服3~6克。 本方清热解毒，可辅助治疗头痛面肿和风热眼涩。
流脑方	生石膏、板蓝根各120克，大青叶60克，生地、连翘、紫草根各30克，黄芪18克。水煎服或鼻饲。
猩红热方	大青叶、板蓝根、土牛膝根各15克。每日1剂，水煎服。 本方辛凉透解，可辅助治疗猩红热。

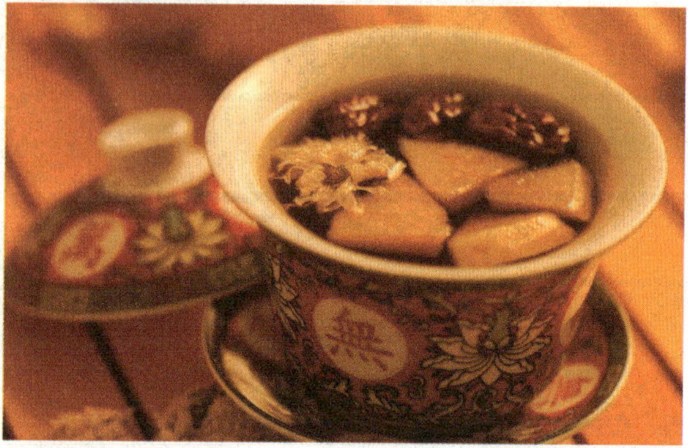

菊花水果茶

材料 苹果1个，白菊花4朵，红枣5颗。

调料 蜂蜜适量。

做法

❶ 苹果洗净，去皮、核，切成小块；白菊花、红枣分别洗净备用。

❷ 锅中加入适量水，将苹果块、红枣放入锅中，用大火煮沸，然后转小火继续慢煮30分钟。

❸ 锅中加入白菊花续煮10分钟即可。

❹ 饮用时可依个人口味调入蜂蜜。

惊蛰前后天气已开始转暖，并渐有春雷出现，雨水渐多，气温一般为4~5℃，华北地区平均气温3~6℃，江南为8℃以上，而西南、华南已达10~15℃。虽然气候日趋暖和，但阴寒未尽，所以气温变化较大，突如其来的冷空气亦较强，且早晚与中午的温差很大，乍暖还寒。

有趣的节气 传统饮食

民间素有“惊蛰吃梨”的习俗。惊蛰时节，乍暖还寒，气候比较干燥，很容易使人口干舌燥、外感咳嗽，梨性寒味甘，有润肺止咳、滋阴清热的功效。另外梨和“离”谐音，意思是要让病痛远离身体。除了生吃以外，梨的吃法还有很多，比如蒸、烤或者煮水，这些吃法可以去除梨的寒性，脾胃虚寒者及老年人可选择这些吃法。

银耳

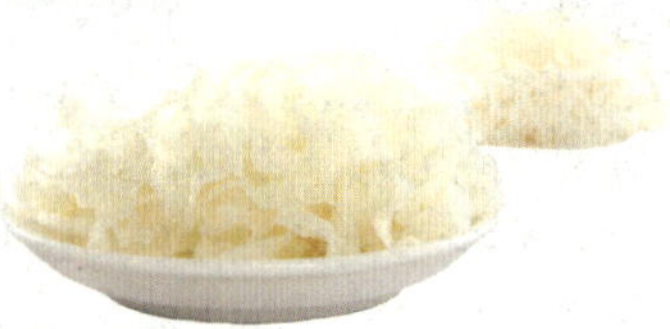

“主虚劳咳嗽、痰中带血、津少口渴、病后体虚、气短乏力。”

——《中华本草》

食材档案

别名	白木耳
性味归经	性平，味甘、淡，归肺、胃、肾经
适宜人群	一般人都可食用
营养价值	维生素D、硒

食材详解

银耳具有滋阴补肾、补气强精、强心健脑、提神补血等功效。惊蛰时节气温变化无常，使人体免疫力和防御功能下降。中医向来就有“不治已病治未病”的说法，故惊蛰可以进补银耳，以提高自身的免疫力。

苦瓜

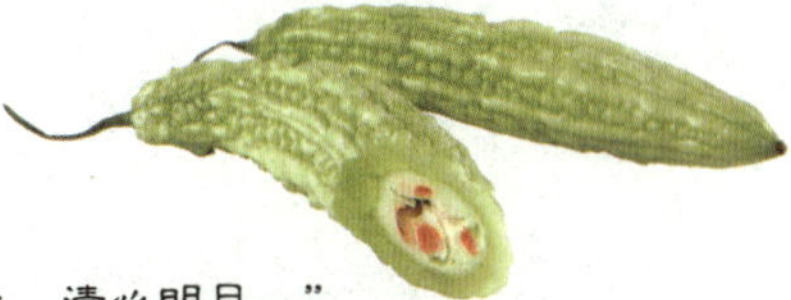

“除邪热，解劳乏，清心明目。”

——《本草纲目》

食材档案

别　　名	癞瓜、锦荔枝
性味归经	性寒，味苦，归脾、胃、心经
适宜人群	一般人都可食用
营养价值	膳食纤维、苦瓜苷、钾、维生素C

食材详解

苦瓜以苦味得名，是药食两用的食疗佳品，与其他食物一起煮、炒，也不会把苦味传给其他食物，所以又有“君子菜”的美称。

苦瓜生则性寒，熟则性温，熟食具有养血滋肝、润脾补肾、解劳乏、除邪热、益气壮阳、清心明目的作用。同时，苦瓜富含膳食纤维和维生素C，有助于通便和增强人体免疫力，进而预防春季上火而致的便秘和流行性感冒等病症。

连翘

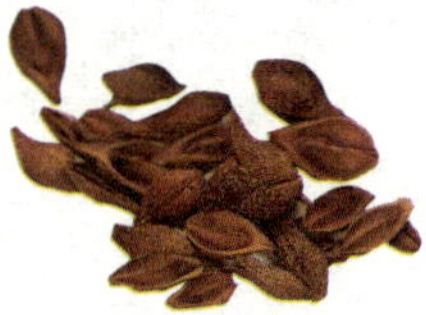

“连翘，通小肠排脓，治疮疖、止痛、通月经。”

——《日华子本草》

食材档案

别　　名 连壳、青翘、旱连子

性味归经 性微寒，味苦，归心、肺、小肠经

适宜人群 老少皆可用，脾胃虚弱者禁服

食材详解

连翘为木犀科植物，药用部位为其果实。

连翘具有清热解毒、消痈散结、疏散风热的功效，是常用的清热药材。它还能解毒、消痈、清心热，并有抗菌、抗病毒、抗炎、抗肝损伤、利尿、降血压等多种作用。此外，其还能增强毛细血管的抵抗力，降低毛细血管的脆性与通透性，有止血的效用。惊蛰时节多发内火引起的皮肤病，便可用此药材解毒。

单方独味妙用

改善月经不调单方	鲜月季花每次25～35克，开水泡服，连服数次。 月季花甘、温，归肝经，具有活血调经的功效，用于月经不调、痛经，还可以辅助治疗赤白带下及产后子宫脱垂。

中药复方有疗效

补中益气汤	黄芪、人参、炙甘草各15克，白术、当归各10克，陈皮、升麻各6克，柴胡12克，生姜9片，红枣6颗。水煎服。 此方具有补中益气、升阳固表的功效。
腮腺炎方	板蓝根、蒲公英各30克。水煎服，每日1剂，2次分服，连服3日。

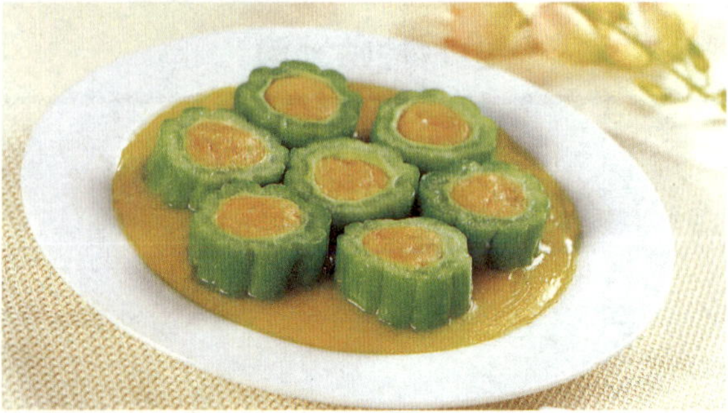

酿苦瓜

材料 苦瓜1根，肉末50克，小南瓜1个，葱末、芝士片各适量。

调料 盐、料酒、老抽各适量。

做法

❶ 苦瓜去皮及瓤，切段，中间挖空。

❷ 将肉末加盐、料酒、葱末、老抽调味，放入苦瓜段中，上面盖芝士片，上笼蒸熟，取出装盘；小南瓜洗净蒸熟，去皮及瓤，制成蓉。

❸ 油锅烧热，下入南瓜蓉炒香，加清水、盐调匀，再淋在苦瓜段上即可。

春分

调节阴阳

春分时节，全国大部分地区日平均气温均稳定升至0℃以上，严寒已经过去，气温回升较快，尤其是华北地区和黄淮平原，日平均气温几乎与多雨的江南地区同时升达10℃以上而进入明媚的春季。

有趣的节气

传统饮食

春分节气要注意保持人体的阴阳平衡，此时正是阳气舒展、升发的时候，养阳对于此时的养生尤为重要。

饮食首先要养阳，一些生活中最普通、有特殊气味的食物比较适宜，如韭菜馅饺子，因为韭菜具有养阳的功效，是养阳的佳蔬良品，可以祛阴散寒。此外，多吃韭菜可增强人体的脾胃之气，对肝功能也有益处。韭菜一年四季生长，但以春天的最好吃。

韭菜

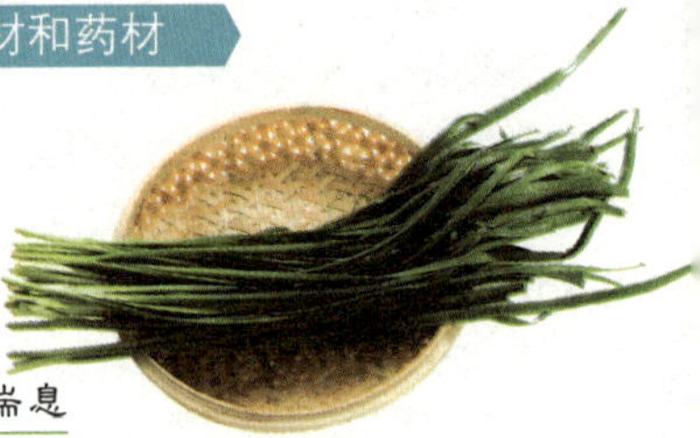

“饮生汁，主上气喘息欲绝，解肉脯毒。”

——《本草纲目》

食材档案

别　　名	起阳草
性味归经	性温，味辛、甘，归肝、胃、肾经
适宜人群	一般人都可以食用
营养价值	胡萝卜素、蒜氨酸酶、钙、钾、纤维素

食材详解

《本草纲目》中记载：韭菜有“补肝、肾，暖腰膝，壮阳固精”之效。所以韭菜又有“起阳草”之名，可用来改善肾阳不足的诸多症状。韭菜有辛辣味，有促进食欲的作用，适宜用于春分时节进补。

香菇

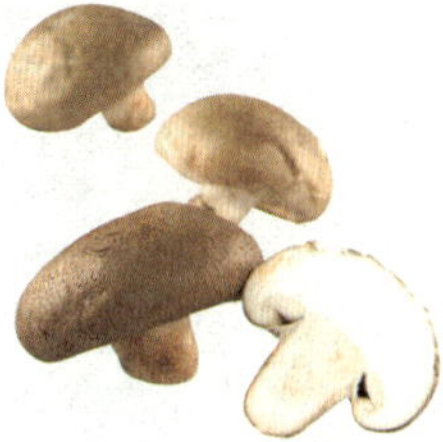

“补肝肾，健脾胃，益气血，益智安神，美容颜。”

——《本草纲目》

食材档案

别　　名 冬菰、菊花菇、花蕈

性味归经 性平，味甘，归肝、胃经

适宜人群 一般人都可食用

营养价值 氨基酸、维生素

食材详解

香菇具有高蛋白、低脂肪、多种氨基酸和多种维生素的营养特点。

香菇中所含的嘌呤、胆碱、酪氨酸、氧化酶及某些核酸物质，能起到降血压、降胆固醇、降血脂的作用，又可预防动脉粥样硬化、肝硬化等疾病。对于吸烟者或早上起床后口苦者及肝脏衰弱者，可以常喝香菇制成的汤，尤其适合春分时节食用。

单方独味妙用

黄花菜根单方	鲜黄花菜根30克，黄酒适量，黄花菜根水煎后去渣取汁，冲入黄酒温服。每日1次。 可改善痛风引起的关节疼痛红肿、活动不利等症。

中药复方有疗效

透疹解毒汤方	金银花、板蓝根、桑白皮各10克，连翘、炒牛蒡子、蝉蜕、薄荷各6克。每日1剂，水煎2次，分2次温服。
荨麻疹方	苍术12克，麻黄、白芷、蝉蜕、独活、赤芍、藏红花（也可用草红花12克代替）、天麻、桃仁、甘草各6克，丹皮、天花粉、荆芥、当归尾、白僵蚕各9克，丹参15克。每日1剂，水煎2次，分2次温服。

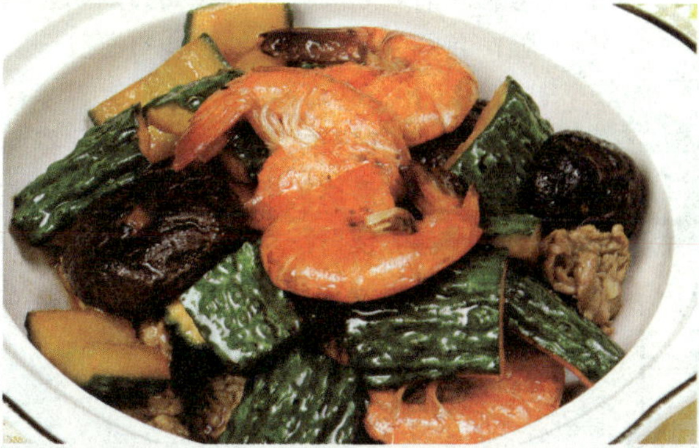

香菇鲜虾炖黄瓜

材料 虾100克，黄瓜1根，香菇少许，姜末、葱花各适量。

调料 盐、料酒各适量。

做法

1. 虾洗净，去虾线；黄瓜切成麻将大小的块；香菇泡发切块。
2. 油锅烧热，下葱花、姜末，然后放入虾，最后放入黄瓜块和香菇块，翻炒一会儿，加少量水。
3. 在锅中放盐、少许料酒后炖至黄瓜块入味即可。

清明

——疏肝气，涵肾水

清明含有天气晴朗、草木繁茂的意思。清明期间，北半球的日照明显增强，我国大部分地区的日均气温已升到12℃以上。常言道："清明断雪，谷雨断霜。"时至清明，气候温暖，春意正浓。但在清明前后，仍然时有冷空气入侵，甚至使日平均气温连续数日低于12℃，所以也会有"清明时节雨纷纷"的说法。清明气温升高，是春种时节，所以有"清明前后，种瓜种豆"之说。

有趣的节气

传统饮食

清明吃鸡蛋，就如同端午节吃粽子、中秋吃月饼一样重要，称为吃"节蛋"。在古代，人们清明吃鸡蛋是为婚育求子，他们将各种禽蛋如鸡蛋、鸭蛋、鸟蛋等煮熟并涂上各种颜色，称"五彩蛋"，把五彩蛋投到河里，顺水冲下，等在下游的人捞起，食之便可孕育。而现在清明节吃鸡蛋则象征圆圆满满。

鸡肉

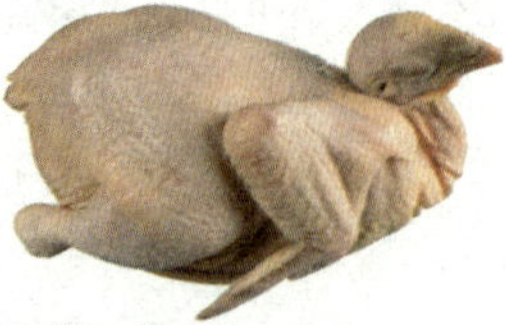

“治产后虚羸，煮汁煎药服，佳。”

——《本草纲目》

食材档案

别　　名	家鸡肉、母鸡肉、公鸡肉
性味归经	性温，味甘，归脾、胃经
适宜人群	老人、病人、体弱者更宜食用
营养价值	蛋白质、不饱和脂肪酸、卵磷脂

食材详解

鸡肉肉质细嫩，味道鲜美，并富含营养，有滋补养身的作用。它含有的牛磺酸可以提高人体免疫力，尤其是乌鸡牛磺酸的含量更高。在感冒流行的春季，多喝些鸡汤可提高自身免疫力，将流感病毒拒之体外。

绿豆芽

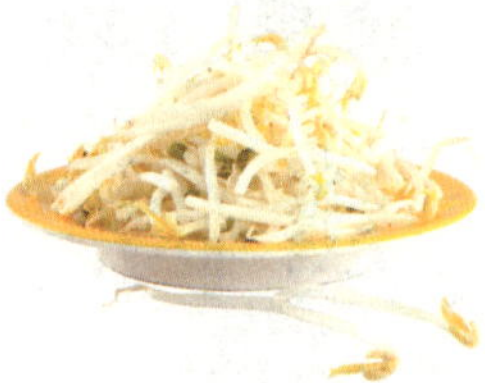

"解酒毒、热毒，利三焦。"

——《本草纲目》

食材档案

别　　名 豆芽菜

性味归经 性凉，味甘，归胃、三焦经

适宜人群 一般人都可食用

营养价值 纤维素、氨基酸

食材详解

清明时节各种鲜蔬还没有大量上市，绿豆芽营养丰富无疑是很多家庭的上佳选择。绿豆芽是绿豆浸水后发出的嫩芽，能调五脏、通经脉、解诸毒、利尿祛湿。但是，绿豆芽性凉，易伤胃气，脾胃虚寒者和患有慢性胃肠炎者不宜多吃，并且在炒绿豆芽时一定要快火快炒；凉拌时最好汆烫一下就出锅，且一定要放醋。这样做是为了减少营养物质的流失。

玫瑰花

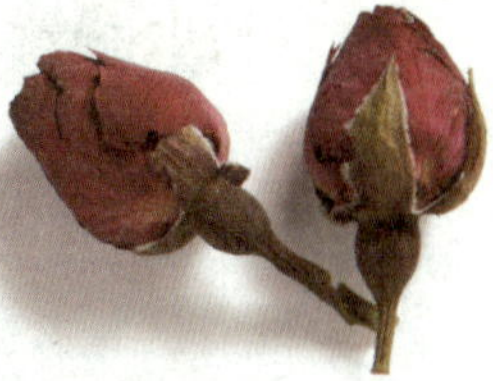

“主利肺脾、益肝胆，食之芳香甘美，令人神爽。”

——《食物本草》

食材档案

别　名 长春花、月月红、四季花

性味归经 性寒，味甘、淡、微苦，归肝经

适宜人群 一般人都可食用

食材详解

玫瑰花的药用部位为花蕾或初开放的花，一年四季均可采收，花微开的时候就可采摘，除去杂质，阴干或低温干燥后入药，常配伍月季花、当归、香附等以加强疗效。玫瑰花可行气解郁、和血散瘀、解毒生津、和中止咳。可见，清明节气宜多吃玫瑰花做成的食物或茶饮，可以帮助疏肝健脾，使人心情舒畅，还能有效地缓解心血管疾病。

单方独味妙用

花粉症单方	葱适量，将葱捣烂取汁，每晚用药棉蘸葱汁，轮流塞鼻内。
大蒜头方	大蒜3瓣，蜂蜜适量，大蒜去皮捣烂，加蜂蜜混匀。白开水送服，每日3次。 适用于流感。
鱼腥草汁	新鲜鱼腥草50克，蜂蜜适量，新鲜鱼腥草捣汁，冲蜂蜜服用。 适用于感冒。

中药复方有疗效

荆芥生地茶	荆芥穗、生地、元参、知母、黄芪、连翘、板蓝根各9克，薄荷、桔梗、竹叶各3克，生石膏18克。将以上中药放入砂锅，加水1500毫升，煎沸20分钟，取汁代茶饮用。每日1剂，分3次饮服，连服3～8日。 适用于细菌性呼吸道感染、扁桃体炎、咽炎。

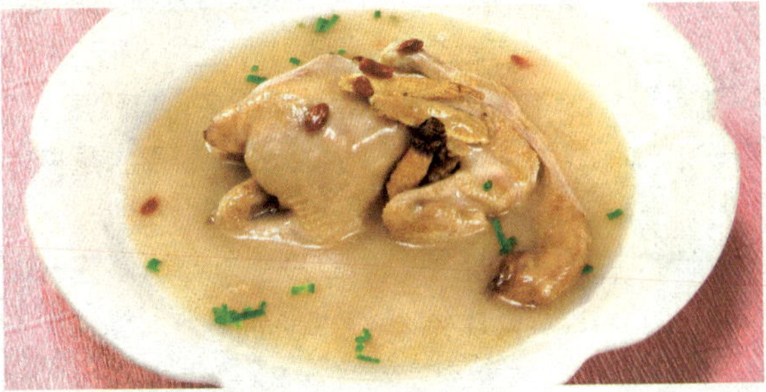

天麻炖鸡汤

材料 鸡1只，天麻、玉竹、沙参片各10克，泡好的枸杞子5克，姜片、葱花各适量。

调料 盐适量。

做法

1. 将活鸡宰杀，除尽鸡毛、去除内脏，洗净后沥干水分。
2. 天麻、玉竹、沙参片洗净，沥干水分。
3. 锅内倒入适量水煮沸，将鸡整个儿放入锅中汆烫，以去除杂质和血污，捞出后用清水冲净。
4. 全部材料（除葱花外）装入炖盅内，加水炖2小时，放入盐调味，撒上葱花即可。

谷雨——雨纷纷，防湿邪

谷雨是春季的最后一个节气，意味着春将尽，夏将至，雨水将紧缺。谷雨期间，广西西部、西北、华北的人们更加渴望雨水。一般年景，晴天多、日照强、蒸发大、空气干，所以此时的雨水是贵如油。然而在我国长江中下游、江南一带，特别是华南，一旦冷空气与暖湿空气交汇，往往形成较长时间的降雨天气。

有趣的节气

传统饮食

谷雨这一天有食香椿的习俗。香椿不仅营养丰富，而且营养均衡。民间有“常食香椿不生杂病”的说法。采摘香椿或买香椿时一定要选择银色间绿的嫩芽，俗称“香椿芽儿”，用香椿芽炒鸡蛋、拌豆腐、炸香椿鱼是较常见的吃法。香椿一般分为紫椿芽、绿椿芽，尤以紫椿芽最佳。

丝瓜

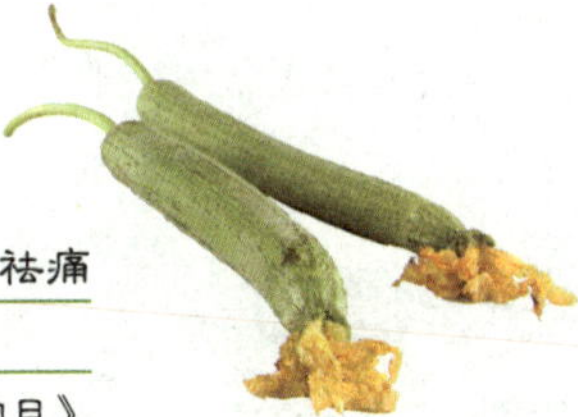

“去风解毒，消肿化痰，祛痛杀虫，及治诸血病也。”

——《本草纲目》

食材档案

别名	天罗、绵瓜、布瓜、天络瓜
性味归经	性凉，味甘，归肺、肝经
适宜人群	一般人都可食用
营养价值	黏液质、木胶、瓜氨酸、木聚糖

食材详解

中医学认为，丝瓜具有润肤、解毒、消炎等功效。现代营养学认为，丝瓜有祛斑、预防青春痘、预防老年斑、延缓皮肤衰老等作用；丝瓜含有皂苷类物质，具有一定的强心作用。

黄芪

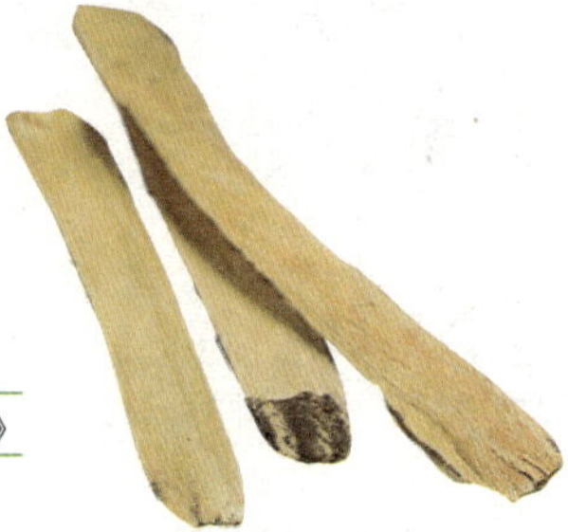

"黄芪能补虚。"

——《神农本草经》

食材档案

别　　名 绵芪、黄耆

性味归经 性微温，味甘，归脾、肺经

适宜人群 一般人都可食用

食材详解

黄芪属豆科草本植物，药用部位为根，一般春、秋二季采挖，切去根头和须根，晒干，切片，也可在黄芪片中加入炼熟的蜂蜜炒至黄色不黏手，放凉备用。补气升阳宜用蜜炙黄芪，用于其他功效宜用未加工的黄芪。

黄芪有补气升阳、益卫固表、敛疮生肌、利水消肿、增强免疫力、预防感冒、强心的功效，还有扩张血管的作用，可促进血液循环。谷雨时节的食疗中补充此中药，有助于提高身体抵抗力。

单方独味妙用

关节炎单方

淫羊藿250克，将淫羊藿切细后，用白酒泡浸7天，适量服。

淫羊藿辛、甘、温，入肝肾经，有补肾壮阳、祛风除湿的作用，可用于辅助治疗风湿痹痛、四肢酸痛、腰膝无力等。

芦荟汁方

鲜芦荟适量，将鲜芦荟叶剖开，取汁。将芦荟汁敷于患处，再敷上塑胶纸，用胶布固定。如果同时服用芦荟汁，则效果更好。

适用于痛风发作后，外敷芦荟汁可有效缓解疼痛。

中药复方有疗效

关节炎药方

白芥子、生姜各15克，同研细末贴于痛处。

可用于辅助治疗中风不语、四肢痹痛麻木、跌扑肿痛等症。

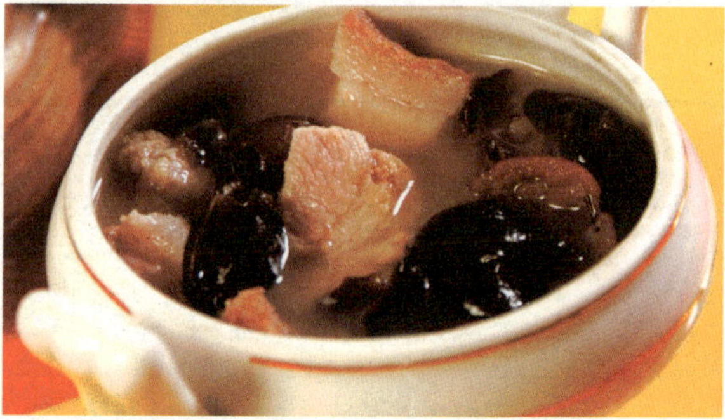

黄芪红枣猪肘煲

材料 猪肘500克，黄芪、红枣、黑木耳各30克。

调料 冰糖60克。

做法

❶ 猪肘刮洗净，放沸水锅中煮沸，5分钟后捞出，洗净，剁小块备用。

❷ 红枣、黄芪浸泡6小时；黑木耳浸泡4小时。

❸ 将猪肘、黑木耳一同放入瓦罐中，黄芪、红枣连同浸泡的水一并倒入瓦罐中，再注入适量清水，大火煮沸后改小火慢煮，2小时后，拣去黄芪，下冰糖，继续煮10分钟即可。

第二章

夏季吃喝有道，酷暑黯然消退

夏季是一年中阳气最盛的季节，气候炎热而又生机盎然。具体来说，夏季饮食宜清淡，可吃些凉拌菜，并多吃豆制品、小麦、薇菜以及各种当令水果等；也可适当喝些冷饮，但不可过量。

夏季养生原则

夏季是一年四季中阳气最盛的季节，也是人体新陈代谢旺盛的时期，为了适应炎热的气候，我们的皮肤毛孔会打开，使汗液排出，通过出汗的方式，达到调节体温、适应炎热的目的。

夏季养生的基本原则，据《黄帝内经》记载为春夏养阳。即使是在炎热的夏天，仍然要注意保护体内的阳气，更要防止因为避暑而过分贪图凉爽，从而伤害了体内的阳气。

夏季饮食要点

中医学里属火、土的炎热夏季，对应人体的脏腑则为心、小肠、脾脏等，宜以养心为主。

◎饮食宜清淡：夏季天气炎热，因此会造成心烦、脾胃停滞、消化功能降低，且易出现乏力倦怠、肠胃不消化、胀气、食欲不振等现象，故应以新鲜、清淡、滋阴饮食为主，避免肥腻的食物。豆腐、黑木耳、黄瓜、绿豆、鸭肉等都是清热降火的佳品，很适合夏季食用。

◎**宜吃安神养心的食物：**莲子、百合可以清心安神，都适合入菜，而适量食用西瓜、西红柿、樱桃等瓜果对安神养心也有好处。

◎**不宜大量食用辛辣食物：**如葱、姜、蒜等辛辣食物不宜大量食用，以免加重肠胃负担。另外，羊肉炉、烧酒鸡等进补菜，夏天也不适合，而乳制食物、过多盐分和油脂的油炸食物也要避免。

◎**多喝水：**夏季每天至少饮用2000毫升的温开水，以维持身体电解质平衡。习惯饮用咖啡、茶等饮料的人，由于咖啡利尿、消耗水分，容易造成脱水现象，所以需要补充更多的开水来平衡身体所需。另外，可多食用有生津止渴作用的酸梅、山楂、乌梅、甘草等。

◎**多吃苦味食物：**因为苦味食物中含有的生物碱，能够消暑清热、促进血液循环、舒张血管，所以夏天以苦味食物入菜，可以清心除烦、醒脑提神，且增进食欲、健脾利胃。

◎**少吃肉：**夏季天气炎热，吃肉容易生痰火。如果吃肉过多，则容易引起营养平衡失调和新陈代谢紊乱，易患高胆固醇血症和高脂血症，不利于心脑血管病的防治，所以夏季不要吃太多肉。

立夏——养心气，好心情

我国自古习惯以立夏作为夏季的开始。立夏时节，万物繁茂。古有："孟夏之日，天地始交，万物并秀。"

有趣的节气

传统饮食

我国民间历来有"立夏之日尝三鲜"的习惯，嫩蚕豆就是其中之一。立夏时节，蚕豆普遍成熟，民间认为，吃蚕豆可以壮腰补肾，插秧、耕田时不会吃力。江南很多地方会将烧熟的蚕豆串成项链，让孩子带着出门吃。

蚕豆无论当小菜吃，还是当"闲食"吃，都非常美味。尤其宁波人对蚕豆更是情有独钟，在鲜蚕豆上市季节，经常用它来炒咸菜、做夜开花羹或烧笋丝汤吃。

另外，江西一带还有立夏饮茶的习俗，认为不饮立夏茶，则一夏苦难熬。

小麦

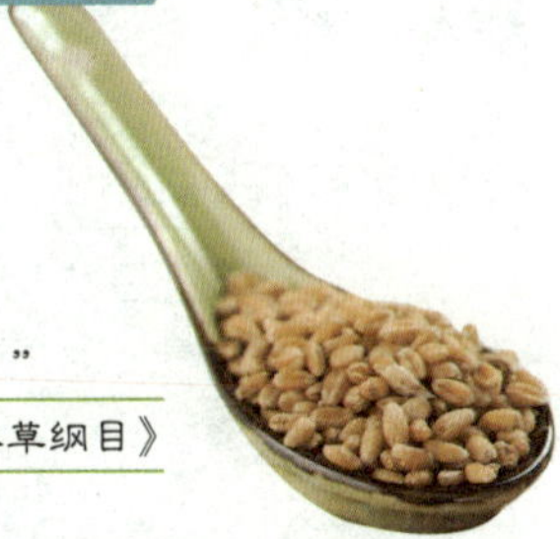

“陈者煎汤饮，止虚汗。”

——《本草纲目》

食材档案

别　　名　麦米

性味归经　性微寒，味甘，归心、脾、肾经

适宜人群　一般人都可食用

营养价值　含淀粉、蛋白质、维生素、无机盐

食材详解

小麦不仅具有较高的营养价值，药用价值也很高。《本草拾遗》中提到“小麦面，补虚，实人肤体，厚肠胃，强气力。”小麦营养价值很高，所含的B族维生素和无机盐对人体健康很有益处。小麦具有很高的药用价值，在立夏时节多吃小麦做成的食物，不仅可以补充人体所需营养，还具有调理胃肠的作用，从而可有效改善因各种因素引起的胃肠不适。

蕨菜

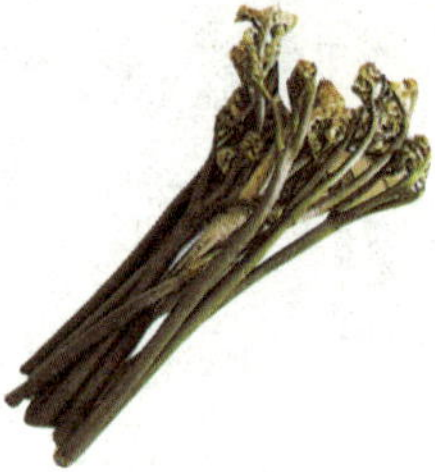

“去暴热，利水道。”

——《本草拾遗》

食材档案

别　　名 拳头菜、吉祥菜、龙头菜

性味归经 性寒，味甘，归肝、胃、脾、大肠经

适宜人群 一般人都可食用，不宜多食

营养价值 多种维生素、蛋白质、有机酸

食材详解

蕨菜吃起来不仅鲜嫩滑爽，而且营养价值很高，素有“山菜之王”的美誉。

中医学认为，蕨菜可健脾、祛痰湿、清热解毒、杀菌消炎，并可降压，其富含的膳食纤维有促进肠道蠕动，减少肠胃对脂肪吸收的作用，适当多食蕨菜还可预防及缓解风湿性关节炎、痢疾、咳血等病症，非常适合立夏之际食用。但是在吃蕨菜的时候最好用开水汆烫一下，可去涩味。

红花

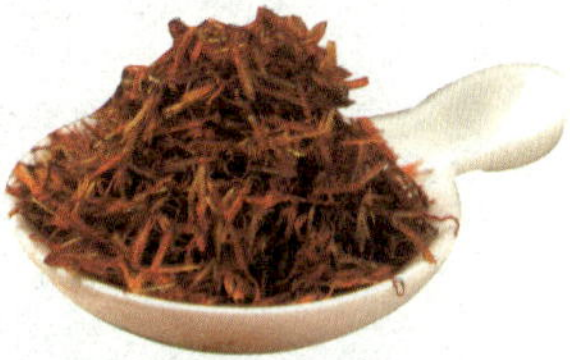

“一切肿疾：红花，熟，捣，取汁，服。”

——《外台秘要》

食材档案

别名	草红花
性味归经	性温，味辛，归心、肝经
适宜人群	一般人都可用，可内服可外用

食材详解

红花有良好的药用价值，用于经闭、痛经、产后血晕、瘀滞腹痛、跌打损伤、关节疼痛、脑卒中瘫痪、斑疹紫暗等。而且红花种子可以榨油，成为“红花油”，是一种重要的外用药物，具有活血化瘀的作用，主要用于磕伤、碰伤等。另外，由于红花油含有很高的不饱和脂肪酸，对人体心血管系统具有较好的保健作用，尤其是红花油柄粕中的红花蛋白，更是一种高附加值的产品。

单方独味妙用

黄褐斑单方	藏红花少许，少量温开水冲泡后，取少量蜂蜜调匀，敷面，每日1次。
	半夏适量，研为细末，米醋调匀，敷面部。不可见风，不计遍数，从早至晚，连用3日。

中药复方有疗效

黄褐斑方	白花蛇舌草、茯苓各20～30克，当归、白术、白芍各15克，白蒺藜、白芹各12克，柴胡、白僵蚕、桃仁（打碎）各10克，红花、甘草各6克。每天1剂，水煎3次，分早、午、晚服，月经期停服。药渣加水浓煎，滤取药液先熏、后洗患部。早晚各1次，每次15～20分钟，洗后再用温水冲之。

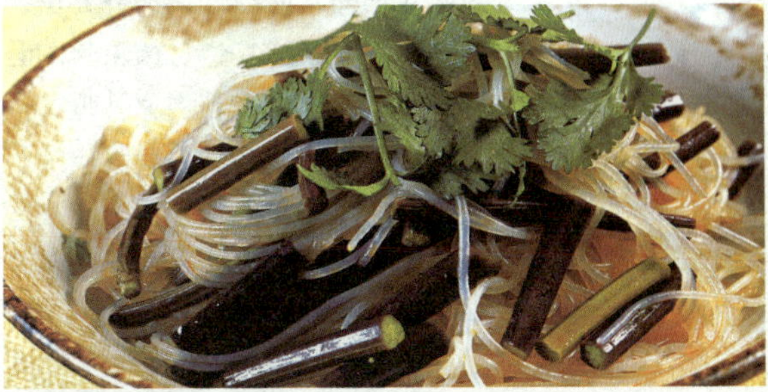

粉丝山蕨菜

材料 山蕨菜200克，粉丝100克，香菜少许，葱花、姜末、蒜末各适量。

调料 香油、辣椒油、盐、味精各适量。

做法

1. 将山蕨菜洗净后用沸水汆烫两次（不要烫太软），放入冷水中反复浸泡；粉丝泡发后入锅煮熟，捞出。
2. 将泡好的山蕨菜切成寸段，和泡发煮好的粉丝一起放入盘中。
3. 放入香油、辣椒油、盐、味精、香菜等拌匀，即可食用。

小满——防湿消热

小满时节是从初夏向仲夏过渡的时间，气温明显增高，此时，自然界的植物开始茂盛、丰腴，春作物也正值生长的旺盛期。另外，小满时节如若贪凉卧睡，很可能会引发风湿症、湿性皮肤病等疾病。在小满节气的养生中，要特别提出“未病先防”的养生观点，即未病之前，做好各种预防工作，以防止疾病的发生。

有趣的节气 传统饮食

小满前后是吃苦菜的时节，它是中国人最早食用的野菜之一。苦菜有多种吃法，比如：西北人喜欢把苦菜汆烫至熟，冷淘凉拌，再调上盐、醋、辣椒油或蒜泥，清凉辣香，搭配馒头、米饭一起食用，使人食欲大增；也有用黄米汤将苦菜腌成黄色，吃起来酸中带甜、脆嫩爽口；还有将苦菜用开水汆烫熟，挤出苦汁，用以做汤、做馅、热炒，各具风味。

豆腐

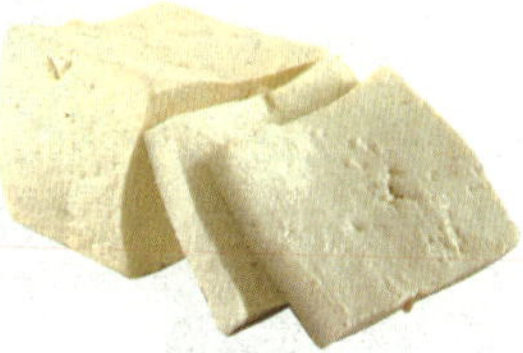

"豆腐之法，始于汉淮南王刘安。"

——《本草纲目》

食材档案

别　　名 水豆腐

性味归经 性凉，味甘，归胃、大肠经

适宜人群 一般人都可食用

营养价值 钙、铁、镁、氨基酸

食材详解

现代营养学认为，豆腐含有人体必需的8种氨基酸，而且易于被人体吸收。夏季人体新陈代谢加快，豆腐具有降低脂肪、降血压、降胆固醇等功效，是老幼皆宜、益寿延年的美味佳品。

马齿苋

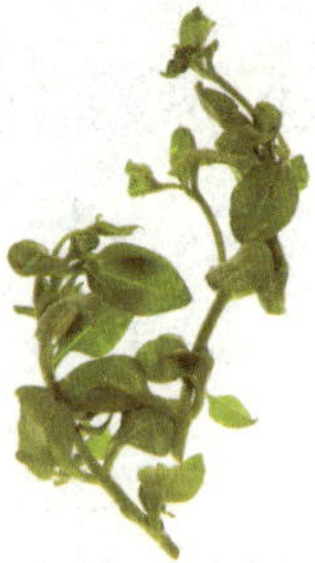

"散血消肿，利肠滑胎，解毒通淋，治产后虚汗。"

——《本草纲目》

食材档案

别　　名　马苋，五行草，长命菜，五方草

性味归经　性寒，味甘酸，归心、肝、脾、大肠经

适宜人群　一般人都适合食用

营养价值　维生素、矿物质

食材详解

马齿苋性寒味酸，具有清热解毒、利水通淋、抗菌杀虫、散血消肿、祛湿止痢等功效，现代大多用于肠炎、急性关节炎、膀胱炎、尿道炎等症。另外，其作为一种野菜，中国老百姓食用已久，确实别具风味。夏秋季节，采拔茎叶茂盛、幼嫩多汁者，处理干净拌入盐、醋、生姜、大蒜、香油等作料和调味品，做凉菜吃，味道鲜美，滑润可口。

蚕豆

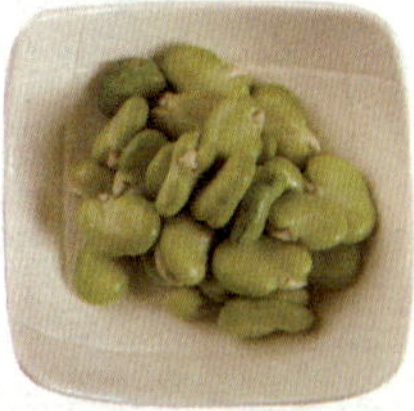

“益胃，利湿消肿，止血解毒。”

——《本草纲目》

食材档案

别　　名	胡豆、佛豆、川豆、罗汉豆
性味归经	性平，味甘，归脾、胃经
适宜人群	一般人都可食用
营养价值	8种氨基酸、碳水化合物

小满

食材详解

蚕豆相传为西汉张骞自西域引入中国。蚕豆既可以炒菜、凉拌，又可以制成各种小食品当作零食，是一种大众食品，深受人们喜爱。

蚕豆具有益气健脾、利湿消肿、止血降压、涩精止带的功效。蚕豆中含有调节大脑和神经组织的钙、锌、锰、磷脂等重要成分，有增强记忆力、促进人体骨骼生长发育的作用。

单方独味妙用

白扁豆方	白扁豆50克，白扁豆煮汁，以温水送服，每日2次。 适用于急性肠胃炎、呕吐不止。

中药复方有疗效

疹外洗方	取苦参60克，蛇床子、百部、益母草各30克，加水煮沸10分钟，待温度适宜时，用药汁擦洗患处，擦洗后不要将药汁洗去。
粉刺方	益母草50克，黑豆100克，粳米150克，桃仁9克，红糖少许。将黑豆加水煮熟；益母草、桃仁切碎加水共煎30分钟后去渣取汁；将药汁和黑豆放入粳米中加入适量清水煮粥，粥熟时加入红糖调味。隔日服1剂。 此粥可活血化瘀，适用于瘀血型粉刺者。

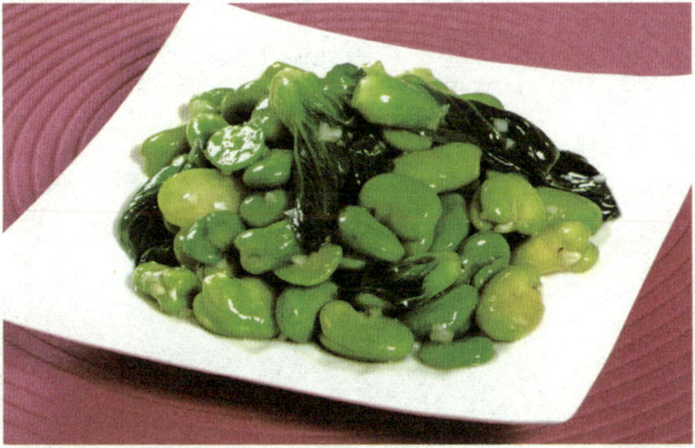

油菜蚕豆瓣

材料 蚕豆瓣、油菜各200克，蒜适量。

调料 盐、味精、水淀粉、香油各少许。

做法

1. 蚕豆瓣浸泡后洗净；蒜去皮，切成末。
2. 锅内加水烧开，放入蚕豆瓣、油菜汆烫片刻，沥干，备用。
3. 油锅烧热，放入蒜末、蚕豆瓣、油菜煸炒片刻，放入少许盐和味精调味，用水淀粉勾薄芡，大火收汁后，淋上香油即可。

芒种——健体格，强体魄

芒种期间，除了青藏高原和黑龙江最北部的一些地区，还没有真正进入夏季以外，我国其他大部分地区都已经进入夏季。

有趣的节气

传统饮食

芒种时节有煮梅的习俗，这一习俗在夏朝便已存在。正月开花的梅树在此时已经结出梅子。由于梅子味道酸涩，很难直接入口，所以需要加工后才可食用。这一加工过程便是煮梅。煮梅的方法有很多种，比较简单的一种是用糖与梅子一同煮，比较考究的还要在煮梅的同时加入紫苏。我国北方产的乌梅很有名气，将其与甘草、山楂、冰糖一同煮，便制成了消夏佳品——酸梅汤。

空心菜

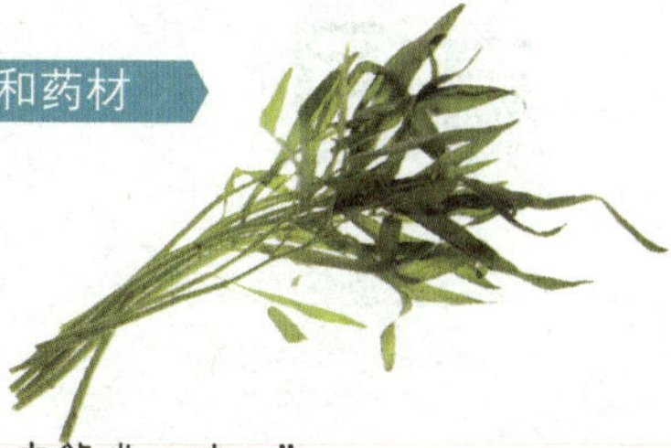

"蕹菜能节节生芽，一本能成一畦。"

——《本草纲目》

食材档案

别名	蕹菜、无心菜、通心菜
性味归经	性寒，味甘、平，归肠、胃经
适宜人群	一般人都可食用
营养价值	钙、钾、维生素C、胡萝卜素

食材详解

空心菜中的大量纤维素，可增进肠道蠕动，加速排便，对于防治便秘及减少肠道癌变有积极的作用；空心菜含有的叶绿素具有洁齿防龋除口臭，健美皮肤的作用；空心菜含有的膳食纤维、多种维生素与矿物质，都有助于降低血糖，空心菜可作为糖尿病患者的食疗佳蔬。

扁豆

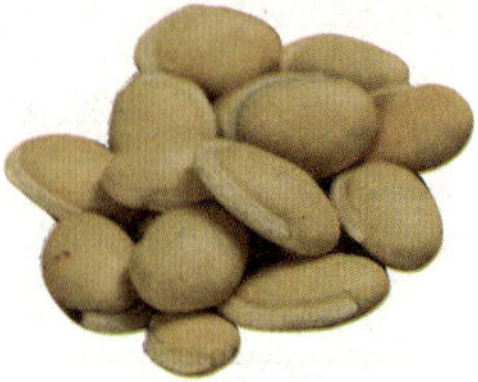

“治脾胃虚弱，反胃冷吐，久泻不止，食积痞块，小儿疳疾。”

——《滇南本草》

食材档案

别　　名	白扁豆、茶豆
性味归经	性平，味甘，归脾、胃经
适宜人群	一般人均可食用
营养价值	蛋白质、果糖、B族维生素

食材详解

中医学认为，扁豆是甘淡温和的化湿健脾药，可以辅助治疗夏季因暑湿之邪引起的呕吐、胸闷、腹胀、稀泻等症。《本草图经》记载扁豆有“暖脾胃，止消渴，消暑，除湿热，止泻。”《本草图经》记载扁豆还有“主行风气，女子带下，兼杀酒毒，解河豚毒”等功效。

益母草

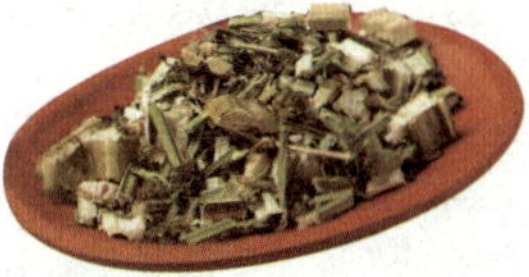

"活血，破血，调经。"

——《本草纲目》

食材档案

别　　名　益母蒿、红花艾、茺蔚、坤草

性味归经　性微寒，味辛、苦，归心、肝、肾经

适宜人群　一般人均可食用

食材详解

益母草属唇形科一年或二年生草本植物，喜温暖湿润气候，多长于田野草丛及溪边湿润处，在全国各地均有栽培。

药用部位为地上部分，多在夏季茎叶茂盛时采割，切段，晒干，生用。益母草活血调经力优，为妇产科要药，故名"益母"。

益母草还具有利水消肿、清热解毒、活血化瘀的作用，用于水肿、小便不利及疮痈肿毒等症。

单方独味妙用

脱发单方

桑树根皮20克，水3000毫升，烧开，待晾至水温适宜后，洗头，每日1次。

洗后另用清水冲洗，能促进头皮血液循环，有固发作用，并可改善头屑头痒，可再生发。

中药复方有疗效

带状疱疹方

鲜马齿苋适量，捣烂加适量花生油搅拌均匀，晚上敷于疱疹部位，并用纱布固定好，每日换药1次。

斑秃方

百部、当归各10克，斑蝥2克，将药装瓶，加入白酒60毫升浸泡。3日后即可用药棉蘸取外擦，每日1次，连用1个月为1个疗程。

本方主要用来辅助治疗斑秃，有促进毛发再生之功效。

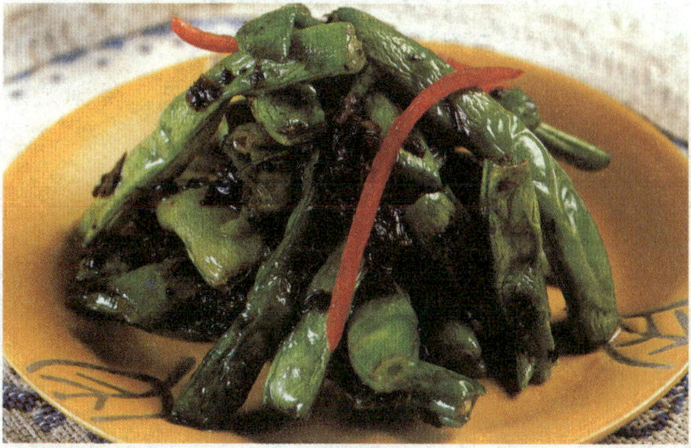

豉香扁豆

材料 扁豆400克，红椒丝30克。

调料 豆豉15克，料酒、香油各少许，白糖、酱油各1小匙，盐适量。

做法

1. 将扁豆去老筋，洗净沥干，用调料腌渍15分钟；在盘子里刷一层油，放入微波炉用大火加热2分钟取出。
2. 将扁豆放入盘内，上面加上红椒丝及豆豉，大火加热5分钟取出即可。

夏至——护阳养脾

夏至是炎热天气的开始，之后将越来越热。夏至以后地面受热强烈，空气对流旺盛，午后至傍晚常易形成雷阵雨。这种热雷雨骤来疾去，降雨范围小，人们称“夏雨隔田坎”。

有趣的节气

传统饮食

俗话说“冬至饺子，夏至面”。夏至食面，一般指的是面条。南方的面条品种多，如阳春面、肉丝面、三鲜面、油渣面、肉丝炒面、过桥面及夏季的香油凉拌面等。北方则主要是打卤面和炸酱面。另外，山东各地普遍要吃凉面条，俗称过水面。夏至新麦已经登场，所以夏至吃面也有常新的意思。夏至这天，除吃面食外，也吃凉粉、凉皮，既防暑又爽口。

绿豆

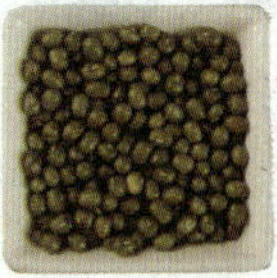

“绿豆，性味甘寒，治痘毒，利肿胀。”

——《本草纲目》

食材档案

别名	青小豆
性味归经	性寒，味甘，归心、胃经
适宜人群	一般人均可食用
营养价值	蛋白质、维生素

食材详解

绿豆营养、药用价值都非常高。中医学认为，绿豆有清热解毒、祛火消暑等功效。夏季常喝绿豆汤，既可防暑又可利湿祛邪，预防皮肤病的发生。现代医学认为，常食绿豆，对高血压、动脉粥样硬化、糖尿病有较好的缓解作用。

淫羊藿

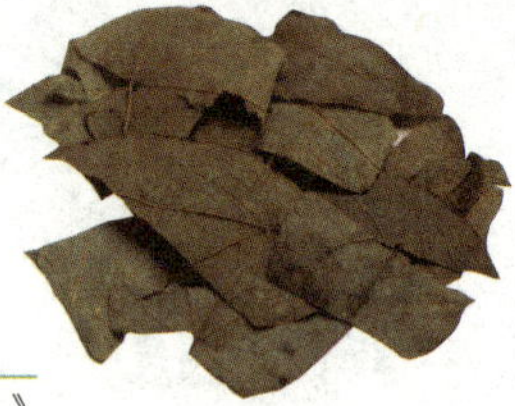

"利小便，益气力，强志。"

——《神农本草经》

食材档案

别　　名 仙灵脾、千两金

性味归经 性温，味辛、甘，归肝、肾经

适宜人群 一般人都可食用，小儿慎用

食材详解

淫羊藿为小檗科植物，夏、秋季茎叶茂盛时采割，除去茎、粗梗及杂质，晒干或阴干。淫羊藿一般指的是植物的地上部分，而仙灵脾指的是植物的地下干燥根茎。

淫羊藿具有很高的药用价值。因为淫羊藿内含黄酮类物质、配糖体等成分，所以有补肾助阳、祛风除湿的功效。且淫羊藿能有效增加心脑血管的血流量，对心血管与内分泌系统有保健作用，还能滋养强身、防止衰老。

芒果

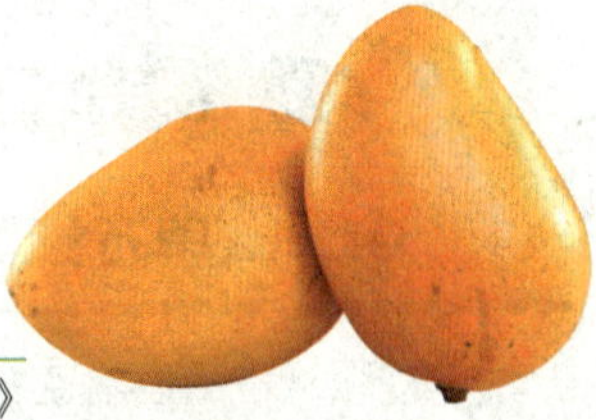

"益胃气，止呕晕。"

——《本草纲目》

食材档案

别　　名 名果、檬果、庵罗果、蜜望子

性味归经 性凉，味酸，归肺、脾、胃经

适宜人群 一般人都可食用

营养价值 碳水化合物、维生素B_1、维生素B_2、维生素C、钾

食材详解

芒果具有清热生津、解渴利尿、益胃止呕等功效，除了食用外，还具有极高的药用价值，其果皮也可入药，为利尿之剂。

芒果集热带水果精华于一身，被誉为"热带水果之王"。每天吃芒果最好不要超过200克，因为芒果是富含蛋白的水果，多吃易饱。

单方独味妙用

小儿腹泻单方	炒扁豆10克左右，用清水浸泡20分钟后，煎煮30分钟，然后取药液50毫升左右，分次徐徐服下，每日服1剂，连服2~3天。

中药复方有疗效

消化不良方	香薷、厚朴、黄连、甘草各3克，扁豆6克，葛根、木瓜各9克，黄芪5克。水煎服。 此方为解肌清肠、升清除浊之剂，对泄泻之中毒性消化不良有疗效。
小儿腹泻方	山楂、薄荷、车前子。2岁以内各6克，2—3岁各9克，以上各药其中一半均需微炒。煎两次，每次加水100~150毫升，两次取药液100~150 毫升。每次服30~50毫升，以红糖为引，分3次服。每日1剂，一般服用1~2天。

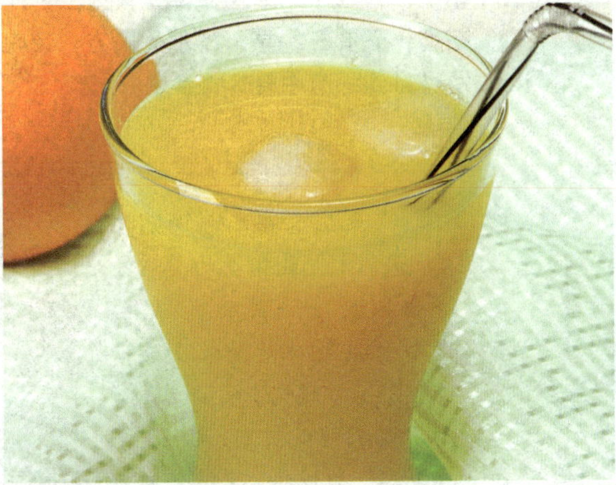

抗晒伤果汁

材料 芒果2个，葡萄柚1个，柠檬半个，冰块半杯。

做法

1. 将芒果去果核；葡萄柚去皮；柠檬去皮；均横切成两半，分别放入榨汁器中榨成果汁。
2. 杯中加入冰块，再倒入榨好的果汁，调匀后即可饮用。

小暑——凝心提神

小暑时节，正是萤火虫开始活跃的季节，芦苇下、草丛中都是萤火虫的所在地，只要有绿草、露水的地方，夜晚便可见到那忽明忽暗的点点白光。

有趣的节气

传统饮食

鳝鱼生长在水岸泥窟之中，最滋补、最味美的莫过于小暑前后一个月的夏鳝鱼。这个时期往往是慢性支气管炎、支气管哮喘、风湿性关节炎等疾病的缓解期，根据“冬病夏治”的说法，此时用鳝鱼滋补更能起到补中益气、补肝脾、强筋骨的作用。

小暑过后全年最热的三伏就到了。伏日人们往往食欲不振，比常日消瘦，谓之“苦夏”，而饺子在传统习俗里是开胃解馋的食物，所以小暑头伏吃饺子成为传统习俗。

泥鳅

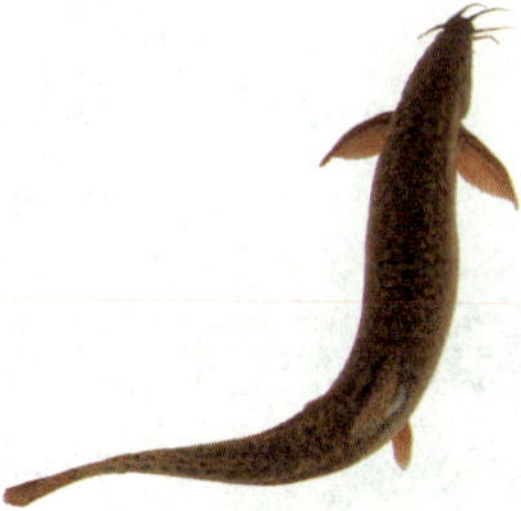

“暖中益气，醒酒，解消渴。”

——《本草纲目》

食材档案

别名	鳅鱼
性味归经	性平，味甘，归脾、肺经
适宜人群	一般人都适合食用
营养价值	蛋白质

食材详解

中医学认为，泥鳅味甘，性平，具有补中益气、祛除湿邪、养肾生精、祛毒化痔、消渴利尿、保肝护肝之功效，可改善皮肤瘙痒、水肿、肝炎、阳痿、黄疸、痔疮、小儿盗汗等症。在烦热、饮水多的小暑节气，适当吃些泥鳅，可以很好地消渴利尿。

西红柿

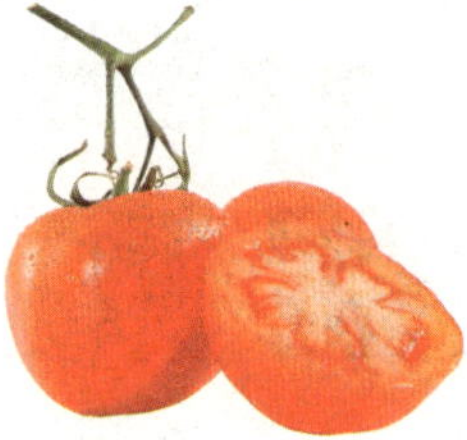

"生津止渴，健胃消食。"

——《本草纲目》

食材档案

别　　名	番茄、洋柿子
性味归经	性微寒，味甘、酸，归心、肺、胃经
适宜人群	一般人均可食用
营养价值	维生素C、番茄红素、烟酸

食材详解

西红柿在国外有"金苹果"的美称。它肉质纤细，酸甜可口，具有很高的营养价值，是可蔬、可果、可药的保健食品。

西红柿具有生津止渴、健胃消食、清热解毒、补血养血、降脂降压的作用。对于肝脏功能不是很好的人来说，由于经常会出现食欲不振、挑食、厌食等症状，这时多吃西红柿具有增进食欲、改善食欲不振的功效。

西洋参

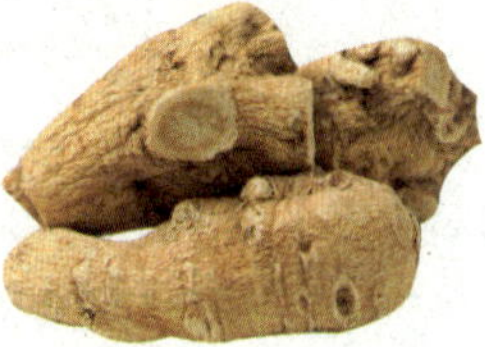

“清肺肾，凉心脾以降火，消暑，解酒。”

——《本草求原》

食材档案

别　　名　广东人参、花旗参

性味归经　性凉，味甘、辛，归心、肺、肾三经

适宜人群　一般人都适合食用，个别人有不良反应，小儿慎用

食材详解

西洋参具有益肺阴、清虚火、生津止渴等作用。炎热的夏季人们本来就容易耗气伤阴，对气阴两虚的人来说，一般会出现口干舌燥、食欲差、全身无力等情况。

夏季阳气盛，易导致阴虚内热、虚火上炎等症状，这时用西洋参来进补可起到事半功倍的效果。

单方独味妙用

糖尿病单方一	取干马齿苋100克，每日1剂，水煎2次，早晚分服。 适用于阴虚燥热型糖尿病，尤其是对未曾服用过西药的患者和患病不久者疗效显著。
糖尿病单方二	取地骨皮50克，加水1000毫升，慢火煎至500毫升即可，留置瓶中，少量频饮。

中药复方有疗效

阴暑症方	荆芥、紫苏、前胡、藿香各9克，甘草、生姜各3克，香薷45克，水煎服，每日2次。 本方辛凉解表、清热燥湿。
轻症中暑方	香薷、藿香、金银花、连翘各10克，六一散30克，水煎放冷，频服。

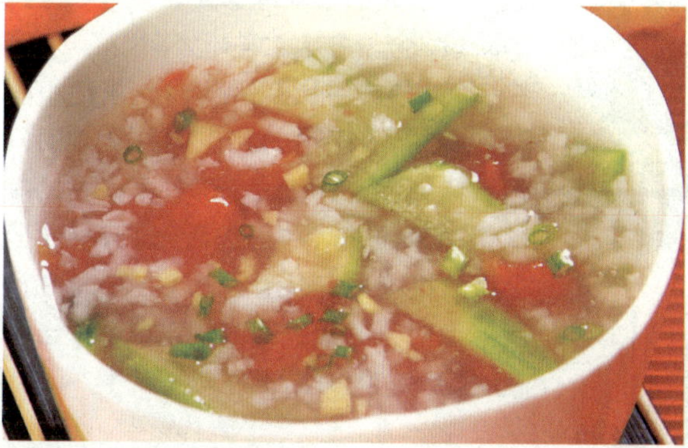

西红柿丝瓜粥

材料 丝瓜500克，西红柿3个，粳米半杯，葱花、姜末各适量。

调料 盐少许。

做法

1. 丝瓜洗净，去皮，切小片；西红柿洗净，切块。
2. 粳米淘洗干净，放入锅内，加适量清水，置火上煮沸。
3. 改用小火煮至八成熟，放入丝瓜片、葱花、姜末、盐煮至粥熟，再放西红柿块稍炖即成。

大暑

——消暑减乏

大暑一般处在三伏里的中伏阶段。这时我国大部分地区都处在一年中最热的阶段，全国各地温差不大，刚好与“冷在三九，热在中伏”相吻合。大暑比小暑更加炎热。《1971—2000年中国地面气候资料》记载，从这30年来每年8月的极端最高气温统计中可以看到，有一部分区域的极端最高气温值出现在7月下旬，而绝大部分的极端最高气温值都是出现在8月上旬，此时期正好大暑节气。

有趣的节气

传统饮食

大暑节气的饮食习俗，各个地方都有自己的特色，如福建莆田人要吃荔枝、羊肉来“过大暑”。

湘中、湘北素有一种传统的进补方法，就是大暑吃童子鸡。而我国的台湾地区有在大暑吃菠萝的习俗，因为这个时节的菠萝最好吃，而且有祛火的作用。

西瓜

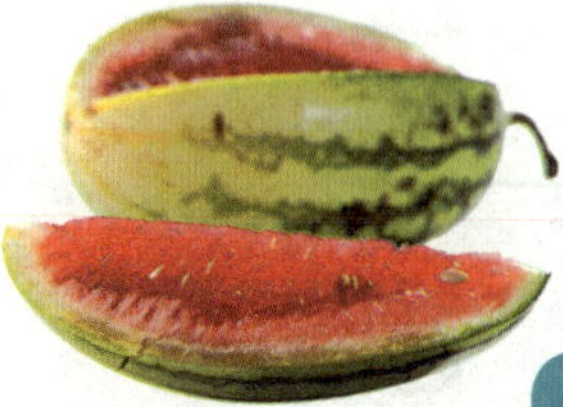

“消烦解渴，解暑热，疗喉痹，宽中下气，利小水、治痢，解血毒。”

——《本草纲目》

食材档案

别　　名	寒瓜、夏瓜、水瓜
性味归经	性寒，味甘，归心、胃、膀胱经
适宜人群	一般人都可食用
营养价值	碳水化合物、钾、瓜氨酸

食材详解

西瓜堪称“瓜中之王”，味道甘甜多汁，清爽解渴，是盛夏佳果。西瓜既能祛暑热止渴，又有很好的利尿作用，对肾炎、膀胱炎等疾病有辅助疗效，因此有“天然的白虎汤”之称。

香薷

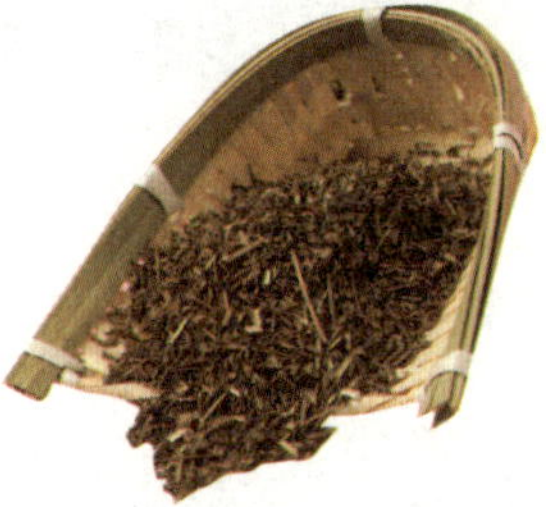

"世医治暑病，以香薷饮为首药。"

——《本草纲目》

食材档案

别　　名 香茹、香草、香茸、紫花香菜、蜜蜂草

性味归经 性微温，味辛，归肺、胃经

适宜人群 一般人都适合食用

食材详解

香薷为唇形科植物海州香薷的带花全草，因叶子散发香气而得名，可以分为野生香薷和人工种植香薷两种，主产于山西、河南、陕西、山东等地。鲜品的香薷可以作为家常的蔬菜食用，阴干后的干品则作为药材。

香薷具有发汗解暑、行水散湿、温胃调中的功效，可改善夏日头痛发热、恶寒无汗、胸痞腹痛、呕吐腹泻、水肿、脚气等症。

单方独味妙用

肺结核高热单方	鲜萝卜缨(莱菔英)适量，将萝卜缨洗净切碎，捣烂取汁饮服。或取萝卜缨干品90~120克，煎取浓汤饮服。 可用于改善急性肠胃炎。
	取山药120克，加清水600毫升，煎至200毫升，频饮，服用7~10日。

中药复方有疗效

风湿性心脏病方	山药960克，黑芝麻、赤小豆、柏子仁各360克，鸡内金30克，炒红枣仁480克，共研细末。每天早、晚饭前服30克，以开水浸熟为泥粥状，饮服之。
神经衰弱方	酸红枣树根30克，丹参15克，水煎服，每日1剂，2次分服。
	酸枣仁、合欢皮各30克，水煎服，每日1剂，2次分服。

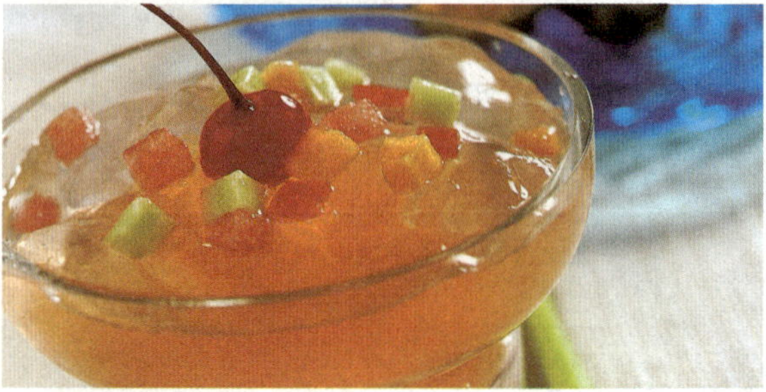

姜汁冰粉

材料 西瓜250克，猕猴桃、梨、樱桃各1个。

调料 冰糖100克，蜂蜜、红糖各2大匙，食用碱适量，姜汁3大匙。

做法

❶ 用水、蜂蜜、红糖和姜汁搅匀成糖水；将猕猴桃去皮，切块；西瓜去皮，切块；梨去皮，切片；将以上三种材料放碗中，加糖水。

❷ 冰糖装入布袋中，放入水中泡10分钟，用手反复将布袋揉搓出黏液，取出布袋，速放食用碱，搅拌后自然凝固，再放入冰箱冷藏，取出，用小勺将冰粉舀成片，放入碗中，加樱桃点缀即成。

第三章

秋季吃喝有道，身心愉悦无所愁

秋季是热与冷交替的季节，天地间阳气日退，阴寒日生，常常出现『一天有四季，十里不同天』、『秋季无寒暑，一雨便成冬』的气候。秋季应选用补而不峻、防燥不腻的平补食物，如鱼、瘦肉、山药、豆类及百合、玉米、葡萄、白萝卜等。

秋季养生原则

秋季，是丰收的季节，收敛、安静、自省是这个季节的代名词。而秋在五行中属金，对应人体的脏腑则为肺与大肠。入秋后由于气候较干燥，喉咙及皮肤都会明显地感觉到干燥，而经常有燥咳、皮肤干痒的情形发生，所以不论饮食或保养，都要注意滋润。

◎**秋季宜养阴：** 中医强调，秋季养生宜养阴。自然界万物因成熟而阳承收敛，阴精内蓄，及至严冬，天寒地冻，万物蛰伏，阳气潜藏。所以人体要顺应四时阴阳的变化规律，在秋冬之际顾护阴气，使其收敛潜藏，以为来年生发奠定物质基础。

◎**秋季宜养肺：** 肺为“娇脏”，性喜润而恶燥，故当秋季空气中湿度下降时，肺首当其冲。燥邪伤肺，最易伤阴液，轻者干咳少痰、痰黏难咳；重则肺络受伤而出血，见痰中带血。故中医认为，秋季养生重点在肺。

◎**秋季宜养胃：** 秋季，气温渐渐转凉，而胃肠道对寒冷的刺激非常敏感，如果防护不当，就会引发胃肠道疾病或使原有的胃病加重。因此，秋季养生宜养护胃，注意胃部的保暖、调养。这就是“秋冬养阴”的真谛所在。

秋季饮食要点

秋季的饮食需要注意的一些要点有：

◎**多吃可保湿、润燥的食物：**因入秋后气候明显开始转凉及干燥，所以饮食上应以可保湿的食物为主，如竹笋、苹果、南瓜、萝卜等，都是很好的滋阴润燥的食材。例如，玉米大米姜汁粥具有滋阴润燥的功效，对咽喉干涩不适、咳嗽不停、皮肤干痒者具有良好的功效。

◎**多吃酸味食物：**干燥的天气容易使咽喉、皮肤干燥，让人感觉不适，一些带有酸味的食物则具有生津养阴的作用，如猕猴桃、山楂等，就很适合秋季食用。

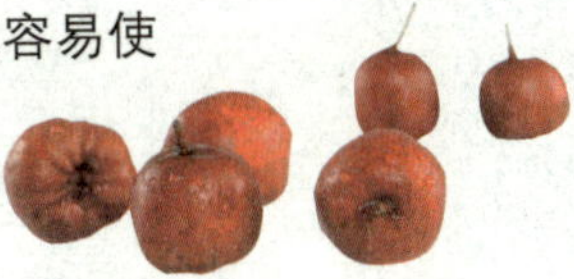

◎**少吃会上火的食物：**要多补充水分，少吃热性会上火的辛辣食物等，可保养皮肤及呼吸系统。

立秋——调精神，敛肺气

立秋时往往盛夏余热未消，秋阳肆虐，特别是在立秋前后，很多地区仍处于炎热之中，故素有“秋老虎”之称。有关气象资料表明，这种炎热的气候，往往要延续到9月的中下旬，天气才能真正凉爽起来。因此，立秋后暑气难消，当心“秋老虎”，小心中暑，预防秋乏。初秋时节，气温差异明显影响人体的免疫力。因此，立秋也要预防普通感冒和病毒性感冒的侵袭。

有趣的节气

传统饮食

谚语说：“立夏栽茄子，立秋吃茄子。”茄子是一种典型的蔬菜，根据品种的不同，食用方法多样。茄子是“蔬菜中唯一有肉感和肉味的”，与肉一起烹食更加有滋有味。

墨鱼

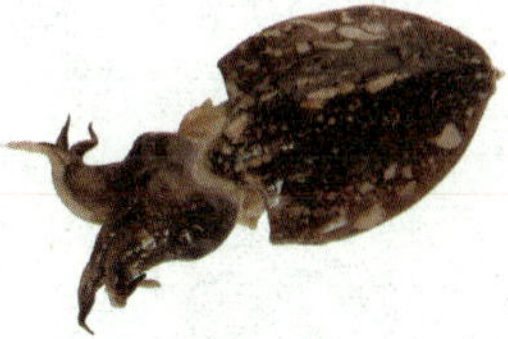

"能益气强志。"
——《本草纲目》

食材档案

别　　名	乌贼鱼、墨斗鱼、目鱼
性味归经	性平，味咸，归肝、肾经
适宜人群	患有湿疹、荨麻疹、痛风、肾脏病、糖尿病、易过敏者忌食
营养价值	维生素E、锌、蛋白质

食材详解

墨鱼味道鲜美、营养丰富，药食价值高，是海洋带给人类的一种高蛋白、低脂肪佳食良药。

李时珍称它为"血分药"，是辅助治疗女性贫血、血虚经闭、痛经的良药。墨鱼具有滋肝肾、补气血、清胃去热等功效，特别适宜立秋时节食用。

玉米

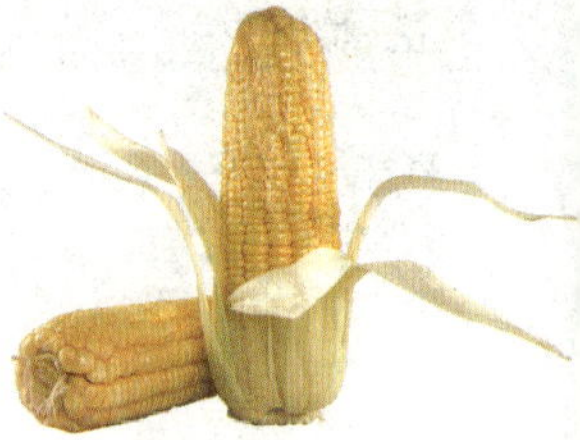

“玉米调中开胃，益肺宁心，亦有利尿之功。”

——《本草纲目》

立秋

食材档案

别　　名	苞谷、棒子、玉蜀黍
性味归经	性平，味甘，归胃、肾经
适宜人群	一般人都适合食用
营养价值	膳食纤维、维生素E、亚油酸

食材详解

玉米是粗粮中的保健佳品，它是全世界公认的“黄金作物”。平时多食玉米对人体的健康颇为有利。玉米中的膳食纤维含量很高，具有刺激胃肠蠕动、加速粪便排出的功能，常食可有效预防和改善便秘、肠炎、肠癌等疾病。中医学认为，人在秋季会受到秋燥的侵袭，易导致便秘。多吃玉米，可预防便秘。

穿心莲

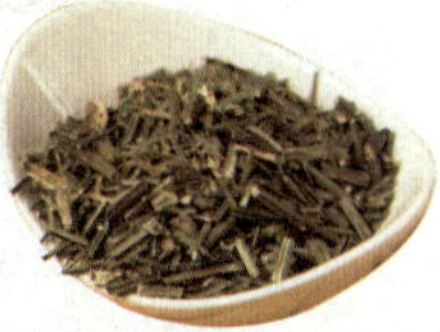

“主聪明，调血气，令人强壮。”

——《本草拾遗》

食材档案

别　　名	苦胆草、金香草
性味归经	性寒，味苦，归心、肺、大肠、膀胱经
适宜人群	一般人都适合食用

食材详解

中医学认为苦入心，而只要你含入一小片穿心莲的叶子，马上可以感受到刻骨铭心的苦，像是直入你的心中，故名“穿心莲”。

穿心莲具有清热解毒、凉血消肿的功效，可改善急性菌痢、胃肠炎、感冒、流脑、气管炎、肺炎、百日咳、肺结核、肺脓疡、胆囊炎、高血压、鼻衄、口咽肿痛、疮疖痈肿、水火烫伤、毒蛇咬伤等症。

单方独味妙用

小儿消化不良单方	取鸡内金2个，用镊子或筷子夹住，直接伸进木炭火、柴草火中或酒精灯上烤至鸡内金变成焦黑色，然后用一张白纸托住放于地上冷却去火毒。几分钟后，将烧焦的鸡内金研成粉末，倒1~2小匙蜂蜜，搅拌匀后给患儿服下。

中药复方有疗效

小儿急性肾炎方	青黛3克，紫草10克，寒水石12克，白及、乳香各6克。水煎分2次服。
消化不良方	大黄50克，木香25克，菖蒲20克，生内金15克，肉桂、吴茱萸、砂仁、当归、炒白术、党参各10克。各药洗净晾干，炼蜜为丸，每丸重3克，药占40%，蜜占60%。成年人每次吃2丸，日服2~3次，小儿酌减。

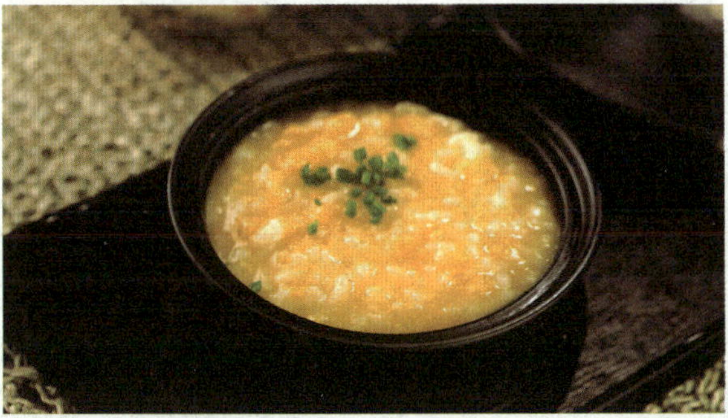

玉米大米姜汁粥

材料 玉米粉80克，葱、姜各10克，大米100克。

调料 白糖2大匙。

做法

❶ 将大米用清水淘洗干净，除去杂质后放入铝锅内；玉米粉放入大碗中，加冷水溶和调稀，倒入大米锅内，再加水适量。

❷ 将葱、姜分别洗净，葱切花，姜切末，备用。

❸ 将盛有大米和玉米粉的铝锅置大火上熬煮，边煮边搅动，防止煳锅，快熟时加姜末、葱花、白糖调味即成。

处暑

——防秋燥，促睡眠

处暑节气，全国各地气温开始下降，形成下沉、干燥的冷空气，至此宣告我国东北、华北、西北雨季的结束，进入秋季。此时经常会出现刮风天气。

有趣的节气

传统饮食

民间有处暑吃鸭子的传统，做法也五花八门，有白切鸭、柠檬鸭、子姜鸭、烤鸭、荷叶鸭、核桃鸭等。北京至今还保留着这一传统，处暑天，大多数北京人都会到店里去买处暑百合鸭。

鸭子全身都是宝：鸭肉具有滋阴补虚、利尿消肿之功效；鸭血具有补血、清热、解毒之功效，有助于改善不思饮食、营养性巨幼红细胞贫血等疾病。

花生

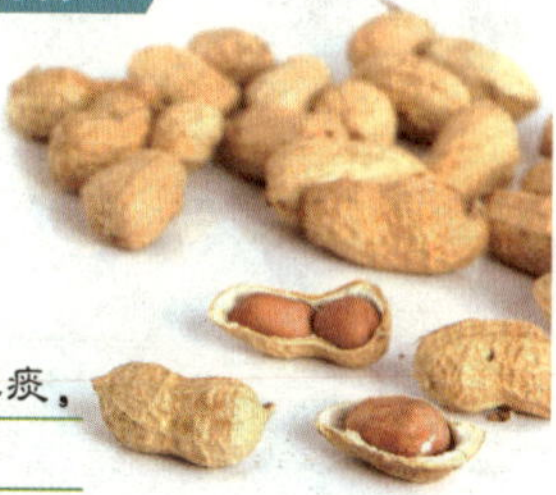

"花生悦脾和胃，润肺化痰，滋养补气，清咽止痒。"

——《本草纲目》

食材档案

别名	落花生、地果、唐人豆
性味归经	性平，味甘，归肺、脾、胃经
适宜人群	一般人都可食用
营养价值	卵磷脂、维生素E、维生素K

食材详解

花生有润肺化痰、清咽止咳的作用。《药性考》中记载花生"生研用下痰。炒熟用开胃醒脾、滑肠，干咳者宜餐，滋燥润火。"在咳嗽痰多、肠燥便秘的秋季，可适量生吃一些花生。

葡萄

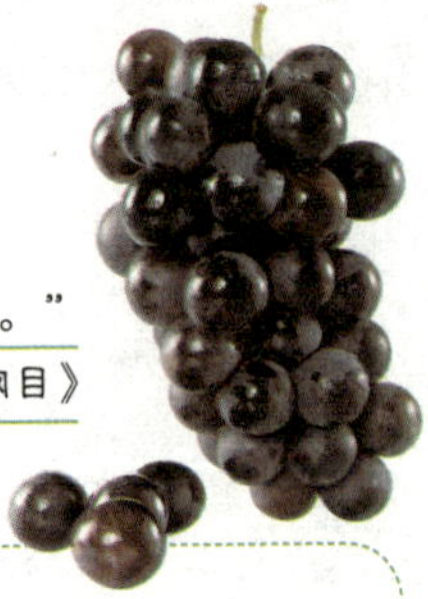

"治腰脚肢腿痛，煎汤淋洗之良。"

——《本草纲目》

食材档案

别　　名 草龙珠、蒲桃、山葫芦

性味归经 性平，味甘、酸，归肝、脾、肾、膀胱经

适宜人群 一般人都可食用

营养价值 葡萄糖、果糖、有机酸

食材详解

李时珍在《本草纲目》中记载，葡萄可逐水利尿、益气补血、补脑安神、除烦明目、解渴。中医学认为，葡萄性平，味甘、酸，能补气血、强筋骨、益肝阴、利小便、除烦解渴，还可以预防"秋燥"，比较适合燥热耗气伤阴的处暑节气食用。

芡实

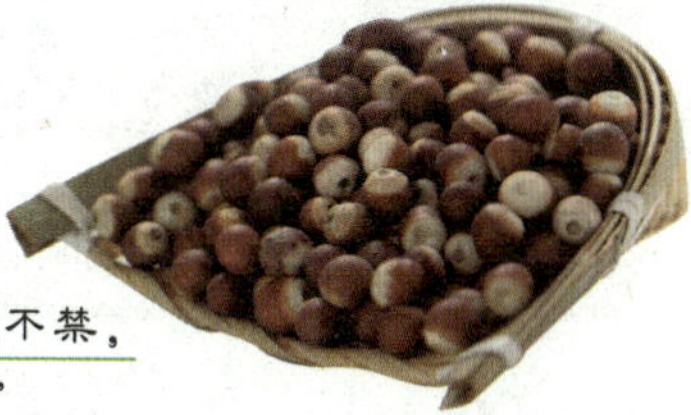

"止渴益肾。治小便不禁，遗精，白浊，带下。"

——《本草纲目》

食材档案

别　　名 鸡头米、鸡头苞、鸡头莲、刺莲藕

性味归经 性平，味甘、涩，归脾、肾经

适宜人群 一般人都可食用

食材详解

芡实为观叶植物。芡实种仁可供食用、酿酒，根、茎、叶、果均可入药。性能上与莲子相似，主要有补脾胃和涩精、止带、止泻的作用。

处暑适宜进补，此时进补应选用"补而不峻""防燥不腻"的平补之品。中医学认为，肾为先天之本，脾为后天之本。芡实味甘性平，既能益肾，又能健脾，还能祛湿止带，是秋令平补首选的中药食材。

单方独味妙用

神经衰弱单方	丹参210克，30%的酒精7000毫升，将丹参浸于酒精内26小时，每次服10克，每晚1次。

中药复方有疗效

三白散	白及、百部、百合各250克，共研极细末，如痰多加川贝母120克；阴虚加阿胶、麦冬各300克；结核杆菌阳性者，百部量加倍；肺部有空洞者，白芨量加倍；咯血者加三七参300克，每次6克，每日2次，温开水送下。
肺结核咳血方	贝母9克，紫菀、核桃仁各12 克。共研细粉，装入藕内，用荞麦面封切口，烧熟后，藕、药一起分2次吃完。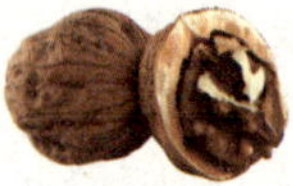

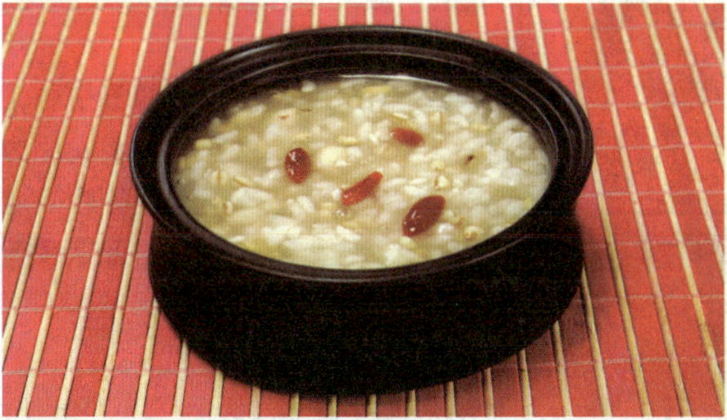

花生双米牛奶粥

材料 大米100克，薏米50克，牛奶300毫升，花生30克，枸杞子少许。

调料 白糖适量。

做法

❶ 大米洗净，浸泡30分钟；薏米浸泡至软；花生去皮，洗净，浸泡2小时；枸杞子泡好。

❷ 锅中倒入适量水，放入大米、薏米及花生，大火煮开改小火熬煮成粥，加入白糖调匀。

❸ 最后加入牛奶、枸杞子，继续煮至沸腾后即可出锅食用。

白露

——补阴润燥

白露昼夜温差增大，白天温度还比较高，夜间温度却已较低，一般昼夜温差在10～15℃。

白露过后，燥气渐盛，燥易伤肺，所以提醒大家要特别注意秋季易发生的鼻腔疾病、哮喘病、支气管病等呼吸道疾病。对于那些过敏体质者，在饮食养生上更要慎重。

有趣的节气 传统饮食

福州有“白露必吃桂圆”的说法。白露之前的桂圆个儿大、核小、味甜、口感好，所以白露吃桂圆是再好不过的了。桂圆俗称“龙眼”，是我国南亚热带名贵特产，有南“桂圆”北“人参”之称，深受人们喜爱，更被视为珍贵补品。

竹笋

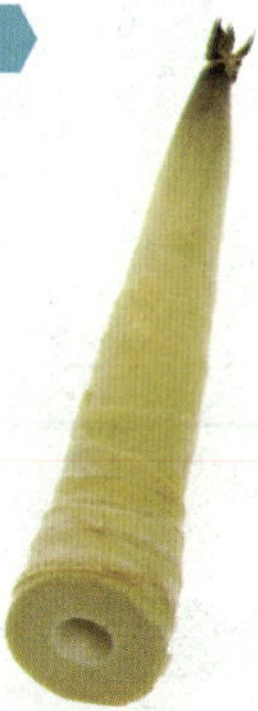

“消渴、利水道、益气、化痰、消痰、爽胃。”

——《本草纲目》

食材档案

别　　名	竹肉、竹胎、玉兰片、竹萌
性味归经	性寒，味甘，归肺、胃、大肠经
适宜人群	肥胖和习惯性便秘的人尤为适用
营养价值	B族维生素、烟酸

食材详解

中医学认为，竹笋具有清热化痰、开胸利膈、益气和胃、利水道、通便的功效。现代医学认为，竹笋含高蛋白、低脂肪、低糖、多纤维，经常食用有利于身体健康，尤其是秋季很适合吃竹笋。

苹果

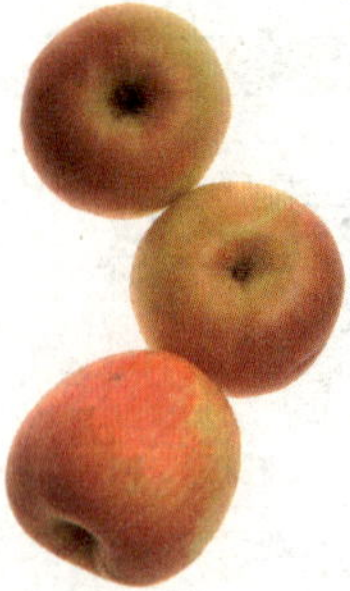

"生津止渴，润肺除烦，健脾益胃，养心益气，润肠，止泻，解暑，醒酒。"

——《本草纲目》

白露

食材档案

别　　名	柰、滔婆
性味归经	性平，味甘、酸，归脾、肺经
适宜人群	一般人都可食用
营养价值	膳食纤维、有机酸、类黄酮

食材详解

苹果酸甜可口，营养丰富。中医学认为，苹果具有润肺、生津、止渴、除烦等功效。苹果中的果胶和鞣酸有收敛作用，可将肠道内积聚的毒素和废物排出体外。其中的粗纤维能松软粪便，利于排泄；有机酸能刺激肠壁，增加蠕动作用；而维生素C有保护心血管的作用。

玄参

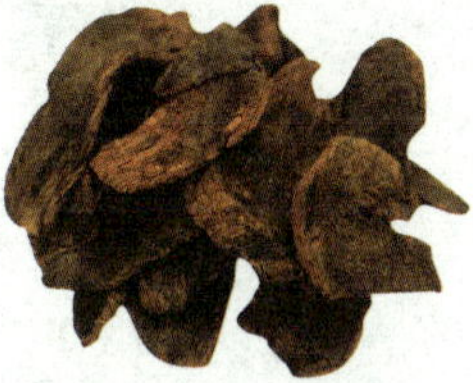

“治头风热毒游风，补虚劳损，心惊烦躁，劣乏骨蒸，传尸邪气，止健忘，消肿毒。”

——《日华子本草》

食材档案

别　　名 元参、浙玄参、黑参

性味归经 性微寒，味甘、苦、咸，归肺、胃、肾经

适宜人群 一般人都可食用

食材详解

玄参多年生草本，根长圆柱形或纺锤形，茎具四棱，有沟纹。中医学认为，玄参具有滋阴降火、凉血解毒、降血压、降血糖的功能。

玄参含有玄参素、天冬素、脂肪、酮类等多种特殊成分，能降低血压与血糖，对绿脓杆菌也有一定的抑制作用，非常适宜白露时节食用。

单方独味妙用

口腔溃疡单方

温开水漱净口腔后，用一汤匙蜂蜜涂敷在溃疡面处，含1～2分钟，再咽下，重复2～3次，第2天疼痛即可减轻，连续3天可基本治愈。

中药复方有疗效

双根清火茶

取白茅根、芦根各20克，蒲公英15克，放入砂锅中，加入清水浸泡40分钟后，开火煎煮30分钟，滤取药汁即成。代茶饮用，早晚2次空腹分服。服药期间忌食辛辣食物，忌饮酒。

此方具有清火、止血、利尿之效，可用于辅助治疗流鼻血。

肉苁蓉酒方

肉苁蓉100克，白酒1000毫升，冰糖50克，用肉苁蓉与白酒一同放于酒瓶内，加入冰糖，浸泡半年饮用。每日1次。

适用于体质虚弱的人。

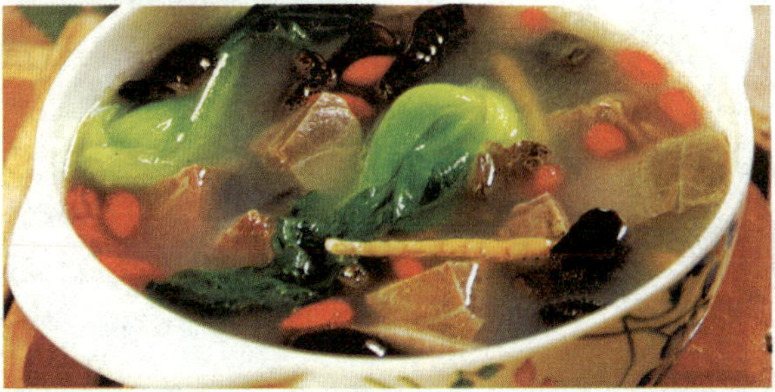

参杞猪肺煲

材料 枸杞子、玄参各15克，桂圆2颗，猪肺1只，黑木耳30克，小菜心适量。

调料 盐、味精各适量。

做法

❶ 枸杞子洗净，入清水中浸泡；黑木耳泡开后洗净，撕块；玄参用水煎汁，连煎2次，合并煎汁。

❷ 猪肺洗净，加适量水煮10分钟，取出，切块；再把猪肺、枸杞子、玄参汁、桂圆肉、黑木耳块一并放瓦罐中，倒入清水，投入盐，小火慢煲，1小时后放入小菜心，改中火煮5分钟，再放入味精即可。

秋分——均衡饮食

秋分时节，我国长江流域及其以北的广大地区，日平均气温都降到了22℃以下。全国绝大部分地区雨季已经结束。从这一天起，北半球昼短夜长的现象将越来越明显；昼夜温差逐渐加大；气温逐日下降。秋分之后，“一场秋雨一场寒，十场秋雨穿上棉”。因此，养生保健特别要注意防止寒凉之气伤身。

有趣的节气

传统饮食

秋分前后正逢中秋佳节。中秋节的传统食品是月饼，月饼是圆形的，象征团圆，反映了人们对全家团聚的美好愿望。“八月十五月儿圆，中秋月饼香又甜”，这句名谚道出了中秋之夜全国人民赏月吃饼的习俗。不过月饼最初是用来祭奉月神的祭品，后来人们才逐渐把中秋赏月与品尝月饼作为家人团圆的象征。渐渐地，月饼成了节日的食品。

梨

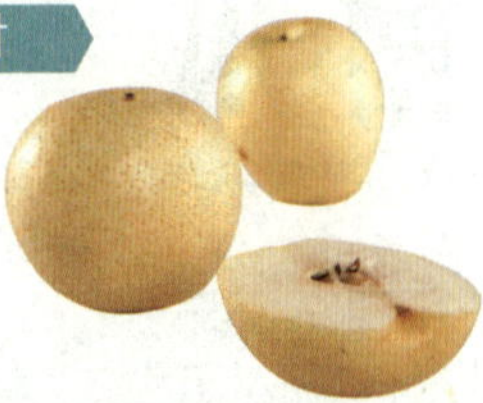

"润肺凉心，消痰降火，解疮毒、酒毒。"

——《本草纲目》

食材档案

别名	快果、玉乳
性味归经	性凉，味甘、微酸，归肺、胃经
适宜人群	一般人都适合食用
营养价值	B族维生素、水分

食材详解

梨含有天门冬素，对保护肾脏有益。同时，梨含有的B族维生素，对调解神经系统、增加心脏活力、减轻疲劳有一定作用。而且秋冬季节人们长期待在"暖气房"里，容易诱发"暖气病"，表现为嘴唇干裂、咽干声嘶、肌肤干燥等，而吃梨则可以养阴润燥。

南瓜

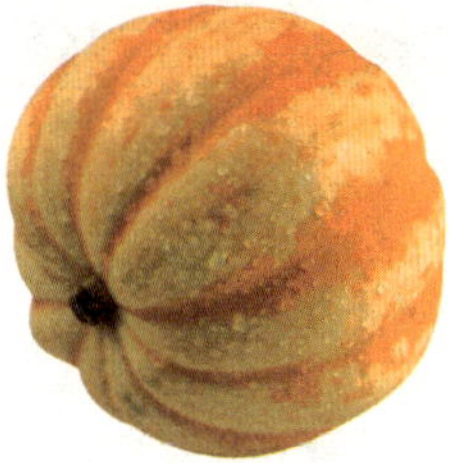

"甘温，无毒，补中益气。"

"多食发脚气，黄疸。"

——《本草纲目》

秋分

食材档案

别　　名 倭瓜、番瓜、麦瓜、饭瓜

性味归经 性温，味甘，归脾、胃经

适宜人群 肥胖者和中老年人尤其适合

营养价值 果胶、钴、锌、胡萝卜素

食材详解

《滇南本草》记载："南瓜性温、味甘，入脾、胃二经，能润肺益气、化痰排脓、驱虫解毒。"另外，南瓜内含有维生素和果胶。果胶有很好的吸附性，能黏结和消除体内细菌毒素和其他有害物质，从而起到解毒作用，对于秋燥引起的季节性便秘有改善作用。

胖大海

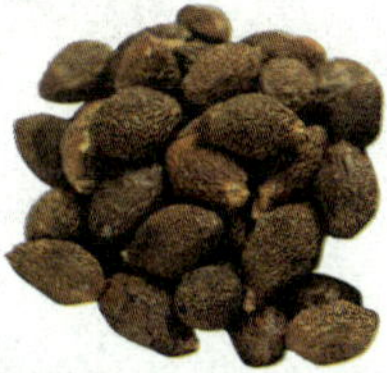

"消毒去暑，时行赤眼，风火牙疼，虫积下食，痔疮漏管，干咳无痰，骨蒸内热，三焦火症。"

——《本草纲目拾遗》

食材档案

别　名 安南子、大洞果、胡大海、大发

性味归经 性凉，味甘，归肺、大肠经

适宜人群 适用于风热病人，虚寒体质慎用

食材详解

胖大海是一种常见中药材，药用历史悠久。

胖大海中含有胖大海素，其具有收缩血管平滑肌的作用，能改善黏膜炎症、减轻痉挛性疼痛，还能清凉消炎、镇咳化痰。它还具有促进肠道蠕动及导泻的功能，对燥热便秘的患者有润肠通便的作用。另外，胖大海的外皮、软壳与果仁的萃取物也具有镇痛功效。

单方独味妙用

口臭单方	将薄荷脑研为细粉，取适量放入肚脐中，外用胶布贴敷，固定，3天换药1次，连用2~3次。
	取薄荷叶15克洗净，入砂锅，加水煮沸3分钟，滤汁备用。将大米淘净，加水适量煮成粥，熟后即将起锅时兑入薄荷汁，烧沸即成。 《医余录》记载：此粥方有“通关节，利咽喉，令人口香”之功。

中药复方有疗效

口臭方	用藿香、佩兰各6克，煎水后含漱。也可用连翘6克，研成细末，每天分2次用水送服。
慢性咽炎方	百合浸蜂蜜中，7天后，每次取百合1片含于口内，每日坚持数次。

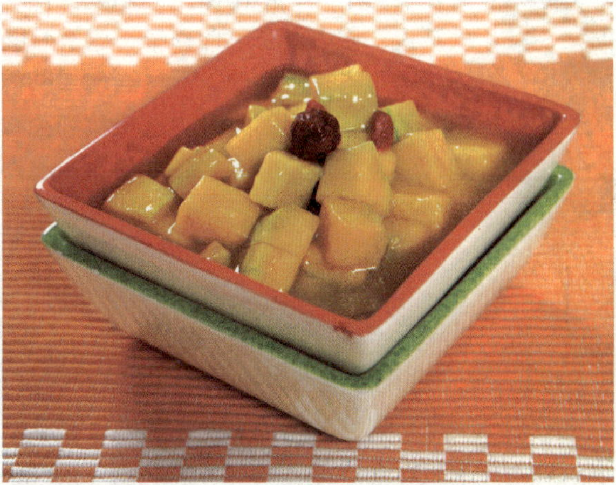

冰糖南瓜

材料 南瓜300克，大枣10颗，枸杞子少许。

调料 冰糖3大匙。

做法

1. 将南瓜去皮、籽，切块，炸熟，捞出。
2. 将锅中色拉油倒出，留少许余油，放入冰糖及所有材料加水煮开，改小火煮至南瓜块熟透入味即可。

寒露

——调和阴阳

进入寒露以后天气逐渐转冷，昼夜温差变化增大，阴阳之气开始转变，阳气渐退，阴气渐长。此季节，感冒和腹泻为常见疾病。因此，可适当增加一些耐寒活动，以提高免疫力，抵抗细菌和病毒侵袭。

有趣的节气

传统饮食

寒露时节，一些地区会“赏花吃蟹秋钓边”。从寒露到立冬是太湖蟹上市的季节。古人诗曰：“九月团脐十月尖，持蟹饮酒菊花天。”蟹又名“无肠公子”。在我国，常见的海蟹有南北海域的梭子蟹、广东的青蟹（雄青蟹育肥后叫肉蟹）、各地沿海的黎明蟹、海南岛和乐县的和乐蟹，但是最富盛名的当属阳澄湖大闸蟹，以其个头大、肉肥美著称，有“蟹中之王”的美誉。

白萝卜

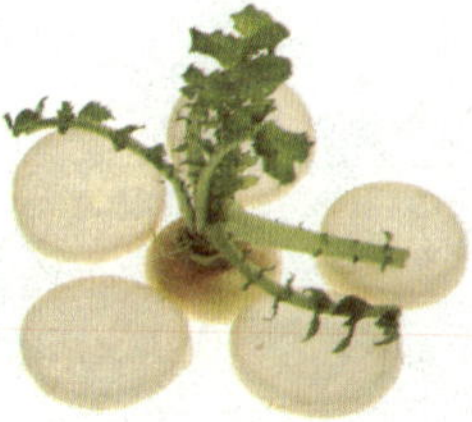

“主吞酸，化积滞，解酒毒，散瘀血，甚效。”

——《本草纲目》

食材档案

别　　名　莱菔、罗服

性味归经　性凉，味辛、甘，归脾、胃、肺经

适宜人群　一般人都可食用

营养价值　膳食纤维、胡萝卜素

食材详解

中医学认为，白萝卜有下气补中、利胸膈等功效。现代研究表明，白萝卜中的芥子油和纤维素可促进胃肠蠕动，有助于体内废物的排出，适合寒露节气食用。

核桃

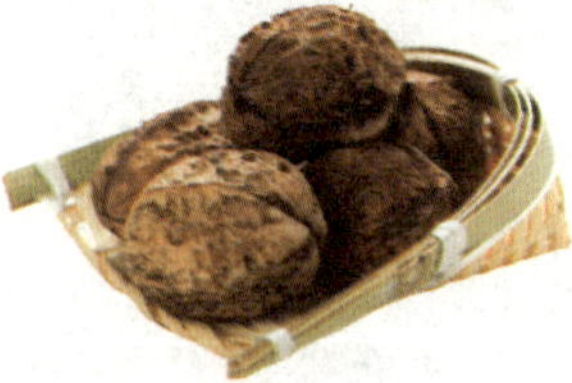

“食之令肥健，润肌，黑须发，多食利小水，去五痔。”

——《开宝本草》

寒露

食材档案

别　　名 胡桃、羌桃

性味归经 性温，味甘，归肺、肾经

适宜人群 一般人都可食用

营养价值 亚油酸、磷脂、维生素E、锌、锰、铬

食材详解

核桃中的亚油酸、亚麻酸能减少肠内胆固醇的吸收，还能减少肠道对胆固醇的吸收，对高脂血症患者有益，但因其脂肪含量及热量均很高，所以肥胖者及患高血压、糖尿病、冠心病的人不宜多吃。

单方独味妙用

肺脓肿单方	鱼腥草30克加水一碗浸泡1小时，水煎，滤去药渣，鸡蛋入内搅匀。每天1～2次，连服15～20天可见效。

中药复方有疗效

中风后遗症方	葛根、丹参、川牛膝、桑寄生各15克，地龙10克，水蛭6克，每日1剂，水煎服。高血压属肝阳偏亢者，加夏枯草、菊花各15克，山栀、天麻各10克，草决明20克；高血压属饮邪上犯者，加泽泻、益母草各30克，白术15克；痰多而稠者，加胆南星、竹茹、瓜蒌各10克；言语不利者，加远志、菖蒲、郁金各10克；偏阳虚者，加杜仲、制附片各10克；偏阴虚者，加枸杞子15克，山药、山萸各10克。

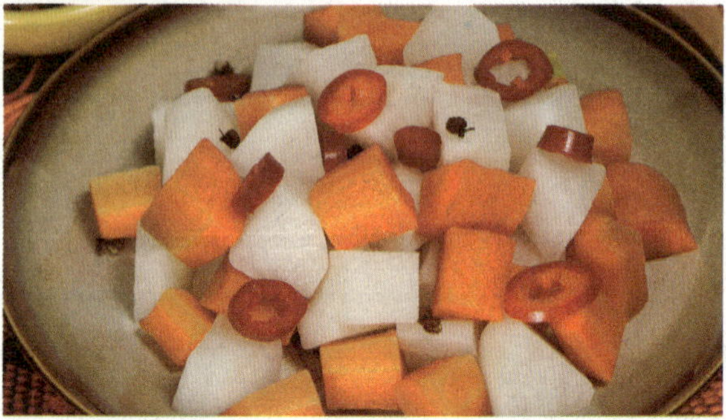

糖醋萝卜

材料 白萝卜、胡萝卜各1根，辣椒少许。

调料 盐1小匙，白糖、白醋、花椒粒各1大匙，香油少许。

做法

❶ 将白萝卜和胡萝卜均去皮切丁，放入沸水中汆烫至熟，捞起沥干，待凉后装在碗中加盐抓拌，并腌渍1小时。

❷ 以冷开水冲净，沥干，加入白糖、白醋、花椒粒搅拌均匀，放进冰箱一夜。

❸ 第二天取出，淋香油，撒上辣椒即可。

霜降——固肾气，补肺气

霜降意味着天气渐冷、开始降霜。一般来说，白天太阳越好，温度越高，夜里结的霜就越多，所以霜降前后昼夜温差更大。中医学认为，霜降前后外邪是寒邪与燥邪的混合体，是易患感冒咳嗽的时期，也是慢性支气管炎容易复发或加重的时期。因此，要养阴生津，减少燥邪对肺的伤害；要适度平补，以抵御寒邪。

有趣的节气 传统饮食

俗话说："霜降吃柿子，冬天不感冒。"柿子一般在霜降前后成熟，这时候的柿子皮薄、肉鲜、味美、营养价值高。柿蒂有清热去燥、润肺化痰、软坚、止渴生津、健脾、治痢、止血等功效，可以缓解大便干结、痔疮疼痛或出血、干咳、喉痛、高血压等症。柿饼具有涩肠、润肺、止血、和胃等功效。

香菜

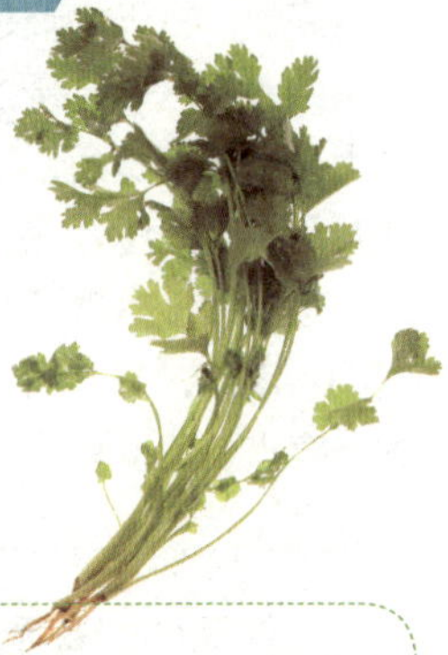

"胡荽辛温香窜，内通心脾，外达四肢。"

——《本草纲目》

食材档案

别　　名	芫荽、原荽、胡荽、满天星
性味归经	性温，味辛，归肺、脾、胃经
适宜人群	一般人均可食用
营养价值	胡萝卜素、钙、铁、挥发油

食材详解

香菜具有芳香健胃、驱风解毒之功效，能有效缓解感冒症状，还能利便、利尿。另外，香菜还具有促进周身血液循环的作用。寒性体质者适当吃点香菜，可能改善手脚发凉的症状。正常人在秋冬季节多食香菜，对身体健康也是非常有好处的。

油菜

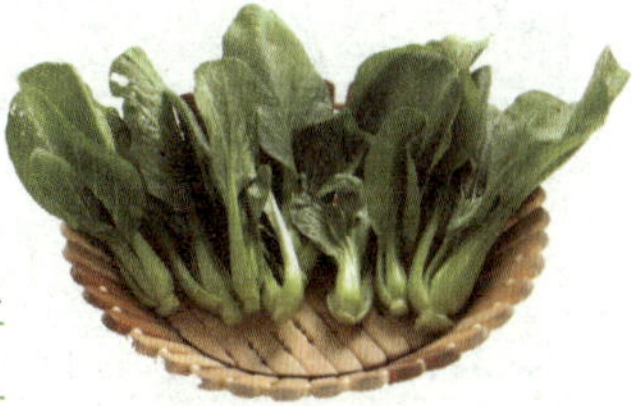

"治瘰疽、豌豆疮，散血消肿。伏蓬砂。"

——《本草纲目》

食材档案

别名	芸苔、寒菜、胡菜、苦菜、苔芥
性味归经	性凉，味辛，归肝、脾、肺经
适宜人群	一般人均可食用
营养价值	维生素C、膳食纤维

食材详解

油菜具有散血消肿、解毒凉血、破结通肠的作用，很适合霜降节气食用。因为此时天气已冷，人们在大量食用性热食物之后，容易上火，可以吃性凉的油菜来缓解。

油菜的食用方法较多，可炒、炝、扒、烧等。食用油菜时要现做现切，并用旺火爆炒，这样既可保持鲜脆，又可使其营养成分不被破坏。

蜂蜜

“清热、补中、解毒、润燥、止痛，生则性凉，故能清热；熟则性温，故能补中。”

——《本草纲目》

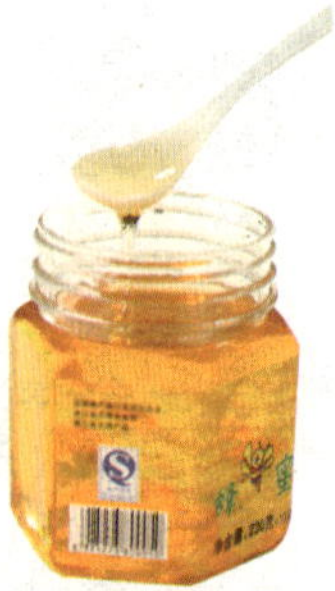

食材档案

别名	蜂糖、蜜糖
性味归经	性平，味甘，归脾、肺、大肠经
适宜人群	一般人都可食用，幼儿禁食
营养价值	果糖、葡萄糖

食材详解

蜂蜜为半透明、有光泽、浓稠的液体，白色至淡黄色或橘黄色至黄褐色，放久遇冷会有白色颗粒状结晶析出。中医学认为，蜂蜜具有补中益气、安五脏、调和百药、清热解毒、安神养心、润肺止咳、润肠通便之功效，若能与其他食物或中药搭配食用，能发挥更多的食疗和药疗作用。

单方独味妙用

慢性胃炎单方	草豆蔻炒黄研末，每次3克，每日3次，10天为1个疗程。 用于辅助治疗慢性胃炎痰湿中阻型。
云南白药	云南白药每次服0.2克，每日服3次，10日为1个疗程。 适用于慢性结肠炎。

中药复方有疗效

慢性胃炎方	太子参120克，白术、紫丹参、广郁金各100克，茯苓、生薏米各200克，杭白芍150克，广木香60克，粉甘草50克。将以上药材共研末，每次60克，水煎取汁代茶饮，每日数次，15日为1个疗程。 用于慢性胃炎脾胃虚热型。
关节痛方	用吴茱萸和川芎煎制成汤汁。每晚制成药浴泡澡。

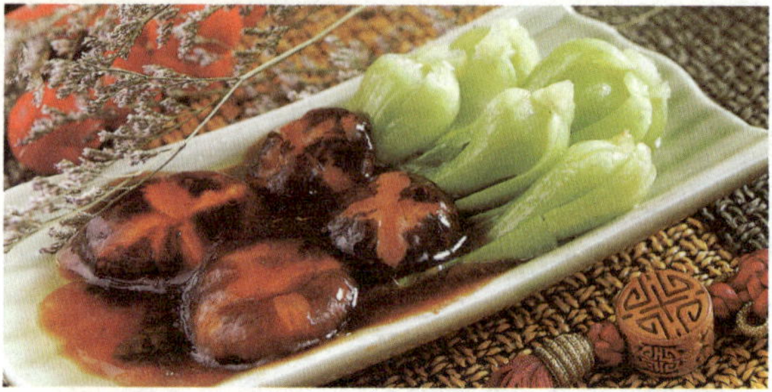

香菇扒油菜

材料 小油菜100克，香菇6朵。

调料 素蚝油2大匙，素高汤1小碗，水淀粉、盐、味精各适量。

做法

1. 将小油菜择除老叶洗净，用加有盐的沸水汆烫，捞出过凉水，再用油炒熟，加盐调味后盛出，摆盘内。
2. 香菇泡软去蒂，用油炒熟，加盐、味精、素蚝油烧至入味，盛出备用。
3. 锅中加适量水，放入香菇、油菜，加入素高汤，待锅内汤汁稍收干时加水淀粉勾芡即可。

第四章

冬季吃喝有道，养足精气祛寒气

冬季万物凋零，一派萧条。自然界的许多动物都进入了『蛰伏』的冬眠状态之中。冬天气候寒冷，阳气深藏，五脏以肾气主时，适宜温补。具体来说，冬季可多食牛肉、鸡肉、山药、草鱼、虾等温热性食物，在调味品上则可多用些辛辣之物。

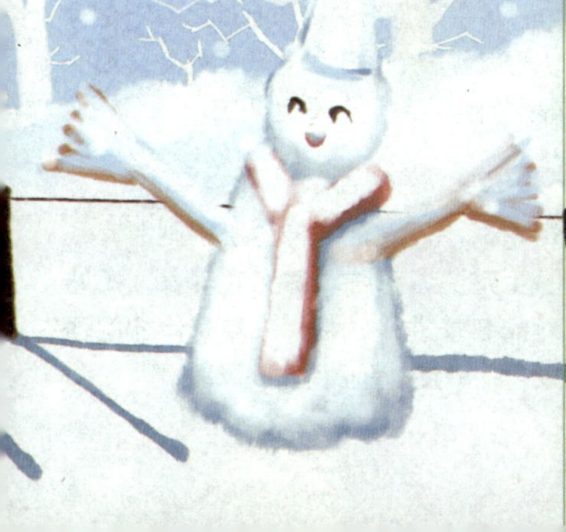

冬季养生原则

冬季是天寒地冻、万物生机潜伏闭藏的季节，人体的阳气也随着自然界的转化而潜藏于体内。因此，冬季的养生总原则应顺应自然界闭藏的规律，以敛阴护阳为根本。

◎冬季宜养藏：冬天天气寒冷，此时应注意保护阳气，做到早睡晚起。注意避寒就温，不让皮肤开泄出汗，以免闭藏的阳气频频耗损。

◎冬季宜养肾：肾含真阴真阳，五脏之阴非肾阴不能滋，五脏之阳非肾阳不能养；肾阴为生命发育的基本物质，肾阳是活动的基本动力；肾阴是肾阳的物质基础，肾阳是肾阴的功能表现。冬季五脏与肾相对应，因此冬季养生的重点是调节肾之阴阳。

冬季饮食要点

冬季属水，对应人体的脏腑则为肾、大脑、生殖泌尿系统。寒冬宜养肾，不妨趁寒冷的冬季进补一番，来年身体才能强壮健康，冬季滋补是关键。

◎**温热性的食物为主：**可趁此时吃些温补的食物，如羊肉炉、姜母鸭等，也可多食用能帮助血液循环的韭菜、姜、大蒜等。

◎**应忌冰冷的饮料等：**此时，不应食用或饮用冰凉的食物或饮料，因为中医认为“冬不藏精，春必病瘟”，冬天应固守精气，不要耗损太多元气，否则来年春天容易身体虚弱。

➜ 冬季的养生总原则应顺应自然界闭藏的规律，以敛阴护阳为根本。

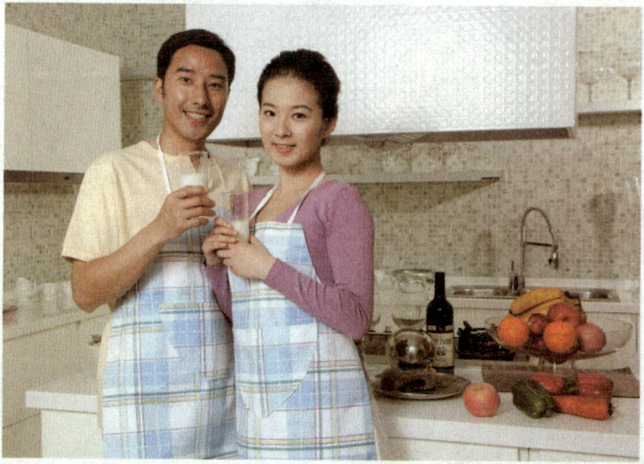

立冬——敛阴护阳

立冬之后南北温差拉大，随着冷空气的加强，气温下降的趋势加快，在华北等地往往出现初雪。此时，对人体而言，新陈代谢也处于相对缓慢的水平，易引发心脑血管病、呼吸道疾病、内分泌疾病及消化道疾病的发作，慢性病患者立冬后更应谨防疾病“随身”。

有趣的节气

传统饮食

在饮食习俗方面，立冬则有吃饺子的风俗。因为我国以农立国，很重视24节气。节者，草木新的生长点也。秋收冬藏，这一天，人们往往会改善一下生活，就选择了“好吃不过饺子”。闽南民间有“补冬”的习俗，在立冬这一天，民众要为已经到来的寒冬做必须的准备，为身体补充新的能量，以期顺利度过整个冬季。因此，在立冬这一天，家家户户都必须杀鸡鸭鹅兔，或者买猪牛羊肉，来更好地滋补全家人的身体。

牛肉

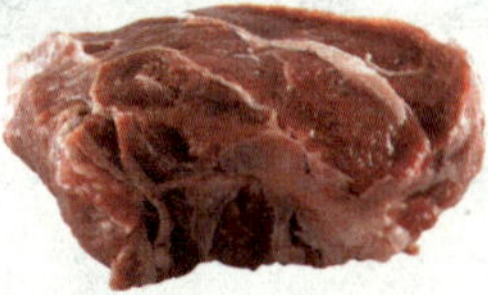

"安中益气、养脾胃，补虚健体、强筋骨，消水肿、除湿气。"

——《本草纲目》

食材档案

性味归经 性平，味甘，归脾、胃、肾经

适宜人群 一般人都可食用

营养价值 蛋白质、氨基酸

食材详解

牛肉的营养价值高，古有"牛肉补气，功同黄芪"之说。凡体弱乏力、中气下陷、面色萎黄、筋骨酸软、气虚自汗者，都可以将牛肉炖食。牛肉所含的蛋白质、氨基酸组成比猪肉更接近人体需要，能提高机能的抗病能力，手术后、病后调养的人在补充失血和修复组织等方面比较适宜。

紫菜

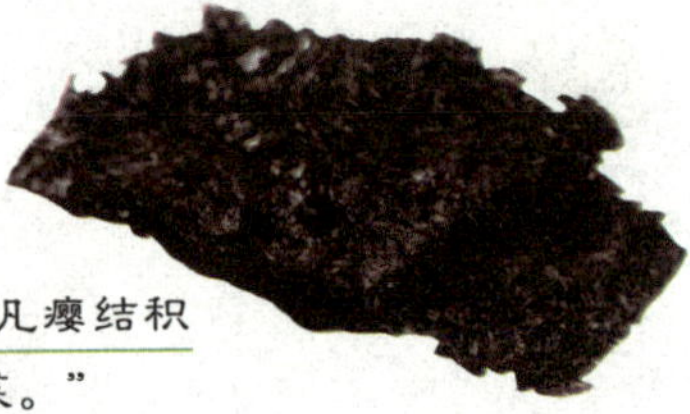

“热气烦塞咽喉，凡瘿结积块之疾，宜常食紫菜。”

——《本草纲目》

食材档案

别　　名 索菜、子菜、紫英

性味归经 性寒，味甘、咸，归肺经

适宜人群 一般人都可食用

营养价值 胆碱、维生素、钙、铁

食材详解

紫菜具有清热化痰的作用，尤其适合秋冬季节食用。现代医学研究认为，紫菜含有多种营养物质，适量吃紫菜，能增强记忆力，改善贫血症状。另外，吃紫菜还可以保持肠道健康，预防大肠癌。

鸡蛋

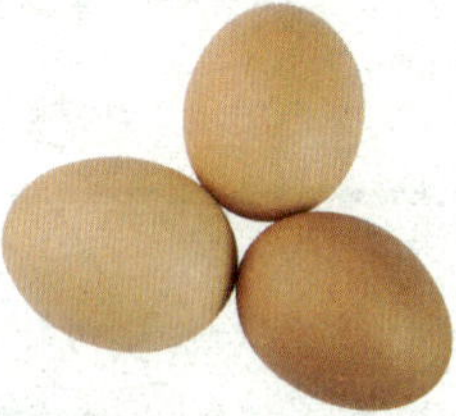

“卵白能清气，治伏热，目赤，咽痛诸疾；卵黄能补血，治下痢，胎产诸疾。”

——《本草通玄》

食材档案

别　　名　鸡子、鸡卵

性味归经　性平，味甘，归心、肺经

适宜人群　一般人都可食用

营养价值　卵磷脂、维生素、蛋白质

食材详解

鸡蛋几乎含有人体所需的所有营养素，所以它被人们称为“理想的营养库”。鸡蛋是人类最好的营养来源之一。对人体而言，鸡蛋的蛋白质品质最佳，仅次于母乳。鸡蛋具有健脑益智、保护肝脏、预防和改善动脉粥样硬化、延缓衰老等作用。蛋清还可以做成面膜来美容养颜。

单方独味妙用

呃逆单方	
	新鲜山楂取汁，服2～3汤匙，能获良效。
	取柿蒂4～5个，水煎服，每日2次。
	韭菜子炒黄研末，温开水送服9克，每日2次，服1～2次即可见效。

中药复方有疗效

呃逆方	
	柿蒂、竹茹、木香、代赭石各5克。上述药共研末并分3等份，每等份加鸡子1个，蜂蜜50克，用开水冲服。每日服1次，3日服完。轻者1剂，重者3剂即愈。
	乌梅2个，花椒6粒，水煎服，每日2次。
	核桃（打碎）1个，红枣3颗，水煎服，一日2次，1～2次见效。

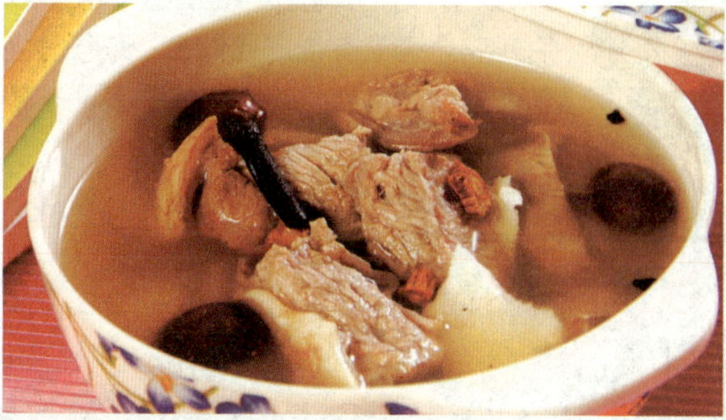

鸡血藤煲牛腩

材料 牛腩300克，山药200克，红枣6颗，鸡血藤、杜仲各6克，红豆5克，葱段、姜片各适量。

调料 料酒、盐、清汤各适量。

做法

❶ 牛腩洗净切块，汆烫后晾凉；山药去皮洗净，切块；红枣、红豆、鸡血藤、杜仲分别洗净。

❷ 往砂锅内倒入适量清汤，将牛腩块、红枣、红豆、鸡血藤、杜仲、葱段、姜片、料酒一同放入。

❸ 大火烧开后改小火慢煲2小时，然后投入山药块，继续煲1小时后，再加入盐调味即可。

小雪

——养神气，防肝火

小雪时节气温下降，温度逐渐降到0℃以下，开始降雪，但雪量不大。西伯利亚地区常有低压或低槽，东移时会有大规模的冷空气南下，造成我国东部出现大范围大风降温的天气现象。此时寒潮和强冷空气活动频数较高，常伴有入冬第一次降雪。

有趣的节气

传统饮食

小雪时节一到，一些地区便开始忙着腌咸菜。冬日的太阳下把干净的青菜晒上几天，等菜蔫了、瘪了，把腌菜的大缸搬出来，刷洗干净，然后把菜一层层码进去，一层菜一层盐，最后压上块大青石，这咸菜就算腌好了。过十天半个月咸菜就可以上桌了，把捞出来的咸菜切成丝或切碎，喝粥时搭配着吃，非常爽口。腌好的咸菜用来炖肉、烧鱼、烧芋头、烧豆腐都不错。但腌制食品不可多吃。

山药

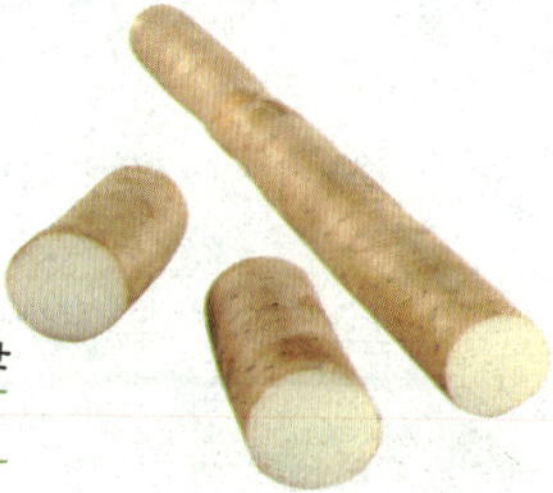

"益肾气，健脾胃，止泄痢，化痰涎，润皮毛。"

——《本草纲目》

食材档案

别名	薯蓣、土薯、山薯蓣、白山药
性味归经	性平，味甘，归脾、肺、肾经
适宜人群	一般人均可食用
营养价值	B族维生素、钾、淀粉酶、多酚氧化酶

食材详解

山药在我国的食用历史有3000多年。在许多流传下来的著名方剂中都含有山药，如六味地黄丸、金匮肾气丸、薯蓣丸等。山药含有多种营养素，有强健机体、滋肾益精的作用，适合冬季补肾。

芥菜

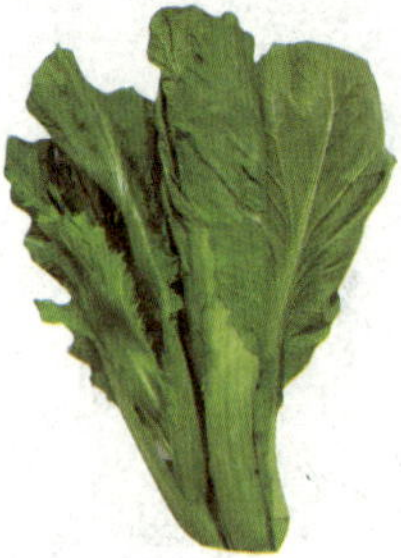

"食欲不振或食积不化，痞满腹胀和黄疸者宜食。"
——《中华本草》

食材档案

别名	盖菜
性味归经	性温，味甘，归心、肝、肺经
适宜人群	一般人均可食用
营养价值	维生素A、B族维生素、维生素C、维生素D

食材详解

所谓"冬芥菜"，可以理解为"冬天的芥菜"，入冬后不带苦涩味，入口爽脆。芥菜性温，味甘，有散寒解表、温中健胃、提神醒脑、解除疲劳的作用。

芥菜不仅能趁鲜食用，还可以腌渍成咸菜食用。将芥叶连茎腌渍，放置一段时间便成了雪里蕻。

茯苓

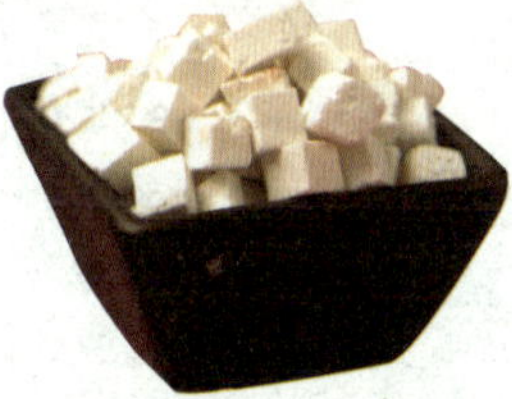

"上敛肺金除咳逆，
下行湿浊化痰涎。"
——《本草便读》

食材档案

别　　名 云苓、松苓、茯灵

性味归经 性平，味甘、淡，归心、肝、脾、肾经

适宜人群 一般人均可食用

食材详解

茯苓的药用部位为菌核，为多孔菌科真菌茯苓的干燥菌核，多于7—9月采挖，除去泥沙，堆置"发汗"后，摊开晾至表面干燥，再"发汗"，反复数次至出现皱纹、内部水分大部分散失后，阴干即成。

茯苓是利水渗湿之药，兼有健脾、宁心、护肝的功效。冬季天气多变，人也容易烦躁不安，可用此药材调理，帮助睡眠。

单方独味妙用

神经衰弱单方	取酸枣仁30克捣碎，用纱布包裹，加清水200毫升浓煎至30毫升，每晚睡前半小时服，10日为1个疗程。

中药复方有疗效

心悸方	紫石英、辰丹参、灵磁石、麦冬各12克，珍珠母、牡蛎各50克，石菖蒲1.5克，葛根15克，五味子、炙甘草各9克，川芎、桂枝各6克。水煎服。 本方对功能性室性期前收缩及由病毒性心肌炎引起的传导阻滞，有较好的治疗效果。
呃逆方	淮小麦45克，太子参30克，炙甘草6克，百合12克，红枣、麦冬、酸红枣仁、茵陈各10克，桑寄生15克。每日1剂，水煎服，连服10克为1个疗程。

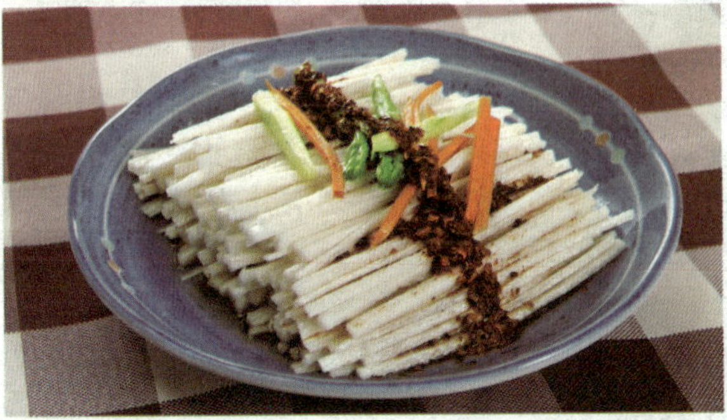

多味山药

材料 山药400克，芦笋段、胡萝卜丝各20克，白芝麻、黑芝麻、干橘皮末各1小匙。

调料 味精、酱油各1小匙，干紫菜粉、辣椒粉、花椒粉各适量。

做法

❶ 将山药洗净、去皮，切成长条，与芦笋段一同放入沸水中汆烫，捞出，均排入盘中；将调料与白芝麻、黑芝麻、干橘皮末调成味汁。

❷ 把调好的味汁淋在山药条及芦笋段上，撒上胡萝卜丝即可食用。

大雪——防寒补气

大雪节气，雪往往下得大、范围也广，我国大部分地区的最低温度都降到了0℃或以下。

夜晚的温度会更低，如果不注意保暖，易导致感冒、支气管炎、支气管哮喘、脑血栓等疾病的发生。值得一提的是，南方此时正是季节转换、昼夜温差变化较大、脑卒中易发作的时节，血压高的人要警惕脑卒中的发生。

有趣的节气

传统饮食

俗话说："冬吃萝卜夏吃姜，不请医生开药方。"白萝卜是冬季的时令蔬菜，有"小人参"的美称。其性平微寒，具有清热解毒、健胃消食、化痰止咳、顺气利尿、生津止渴等作用。白萝卜中含有维生素A、维生素C、蛋白质、糖、尼克酸及钙、磷、铁等，而且白萝卜是人体补充钙的最佳来源之一。

红薯

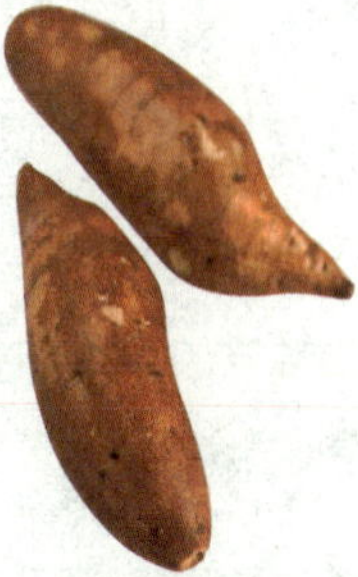

“补虚乏，益气力，健脾胃，强肾阴。”

——《本草纲目》

食材档案

别　　名	甘薯、金薯、地瓜、番薯
性味归经	性平，味甘，归脾、胃、大肠经
适宜人群	一般人都可食用
营养价值	蛋白质、糖、膳食纤维、胡萝卜素

食材详解

红薯营养价值很高，具有补脾益气、宽肠通便、生津止渴的作用。冬季是吃红薯的好时节，在干燥的冬季来碗红薯粥对身体大有好处。特别是红薯含有丰富的赖氨酸，能促进人体新陈代谢，有助于人体的生长发育；所含的纤维素和果胶有利于肠胃健康。

腰果

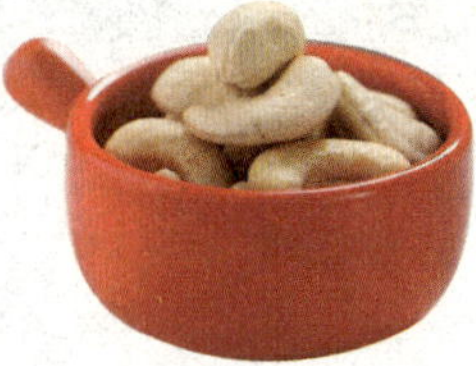

"腰果仁主渴，润肺，去烦，除痰。"

——《本草纲目》

大雪

食材档案

别　　名 鸡腰果、介寿果

性味归经 性平，味甘，归肺经

适宜人群 一般人均可食用

食材详解

腰果因其呈肾形而得名，其果实成熟时香飘四溢，甘甜如蜜，清脆可口，为世界著名的四大干果之一。腰果营养丰富，经常食用可以提高机体抗病能力，增进性欲，使青春永驻。中医学认为，腰果有健脾益胃、润肠通便、润肺护肤之功效。寒冷的冬季里，人体的五脏六腑运转变慢，皮肤也变得粗糙和干燥，此时若适量食用腰果，则可起到预防脑卒中、美肤养颜的功效。

川芎

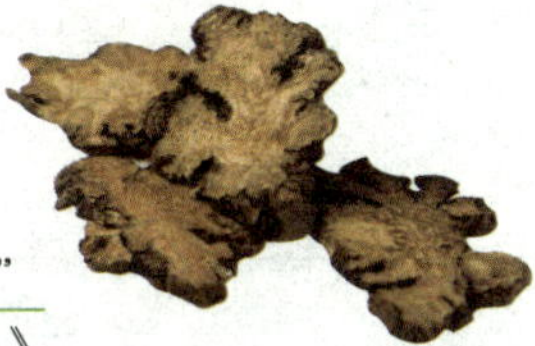

“燥湿，止泻痢，行气开郁。”

——《本草纲目》

食材档案

别　　名 西川芎、大川芎

性味归经 性温，味辛，归肝、胆、心包经

适宜人群 一般人均可食用

大雪

食材详解

川芎的药用部位为根茎，多在5月采挖，晒后烘干，切片生用；用小火炒至微焦，放凉，即为炒川芎；用料酒拌川芎片，闷透，小火炒干，即为酒川芎。

川芎具有活血行气、祛风止痛的功效。现代医学研究也显示，川芎有扩张冠状动脉、增加冠状动脉血流量与心肌血流量的作用，能防治心血管疾病，并可增加大脑与肢体血流量，还具有抗菌的作用。冬季用此药养护心脏非常适合。

单方独味妙用

鼻窦炎单方	将老刀豆蔓焙干，研为细末，每次用黄酒冲服9克，多数患者服3次可愈。
	西瓜藤30克，焙干研末，开水冲服，分2~4次服完。每日1剂，连用数剂。
	将采收过丝瓜的枯藤切碎，微火焙至半焦，研末吹鼻，每日2~3次，2~4天为1个疗程。

中药复方有疗效

鼻窦炎方	白芷、黄芪、浮萍、蝉蜕、薄荷、川芎各12克，桔梗8克，甘草4克，蒲公英30克，紫花地丁20克。全部中药以水煎服，每日1剂。一般服10剂可愈。
牙痛方	巴豆、南瓜子各1个，去皮，焙黄共研细末，用纸包扎塞耳内。左侧牙痛塞左耳，右侧牙痛塞右耳，两侧牙痛塞两耳。5小时后取出，可止牙痛。

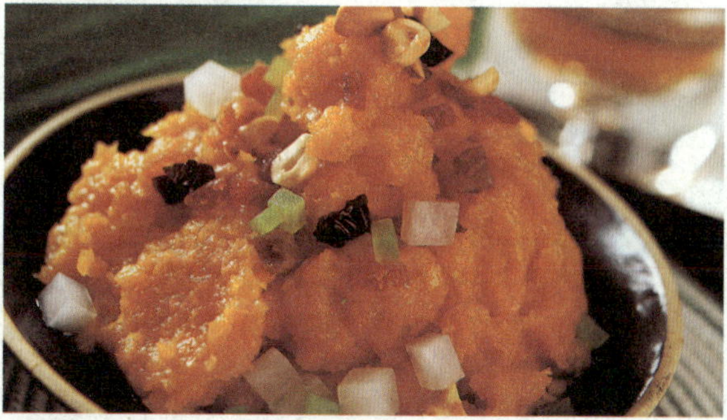

鲜炒红薯泥

材料 红薯（约350克）2个，荸荠、什锦果脯、熟花生仁各20克。

调料 白糖适量。

做法

❶ 将荸荠去皮洗净，切小丁；什锦果脯切同样大小的丁；熟花生仁去皮；红薯去皮，放入沸水锅中隔水蒸软，捣成细泥。

❷ 锅内放油烧至三成热，加入红薯泥，翻炒数下。

❸ 再加入荸荠丁、什锦果脯丁、熟花生仁、白糖，炒匀即可出锅。

冬至

——护阳气，养精气

冬至这一天太阳直射南回归线，北半球白天最短，黑夜最长，数九寒天便从这一天开始。在严寒、低气压、温差大的气候状况下，冬病也易发作或加重，应注重冬病冬防。

传统饮食

谚语有“冬至到，家家户户吃水饺”、“冬至不端饺子碗，冻掉耳朵没人管”。相传冬至吃饺子的习俗，是因纪念“医圣”张仲景冬至舍药留下的。过冬至并不是简单地吃顿饺子，更重要的是团圆欢聚，品味传统民俗文化。全家人其乐融融地在一起吃饺子，其中蕴含着平安吉祥、幸福健康的期望和祝愿。饺子从制作到食用的整个过程都洋溢着和谐、亲情，都在生动地展现着一种传统文化。

海带

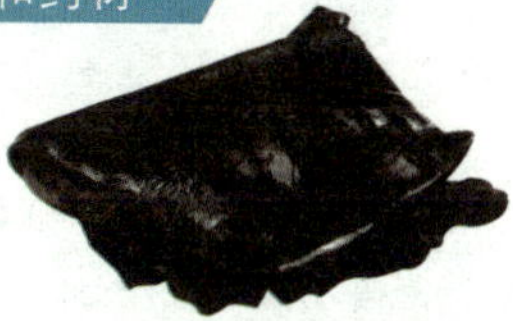

"消痰软坚，泄热利水，止咳平喘。"

——《本草纲目》

食材档案

别　　名	昆布、海带菜、江白菜、海带草
性味归经	性寒，味咸，归肺、肝、肾经
适宜人群	一般人都适合食用
营养价值	碘、岩藻多糖、褐藻酸、钙、铁

食材详解

人怕冷与机体摄入某些无机盐较少有关。如钙在人体内含量的多少，可直接影响心肌、血管及肌肉的伸缩性和兴奋性；血液中缺铁常表现为产热量少、体温低等。因此，补充富含钙和铁的食物可提高机体的御寒能力，而海带正是人类摄取钙、铁的重要来源。故寒冷的冬季应多食海带。

地黄

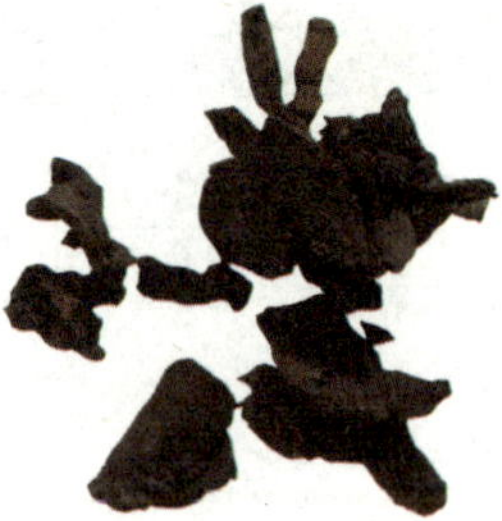

"地黄生则大寒，而凉血，血热者需用之；熟则微温，而补肾，血衰者需用之。"

——《本草纲目》

食材档案

别　　名 熟地黄、生地黄、伏地、酒壶花

性味归经 熟地黄性微温，味甘，归肝、肾经；生地黄性凉，味甘苦，归心、肝、肾经

适宜人群 适用于热病伤阴者或血虚者

食材详解

地黄入药分为：生地黄、熟地黄、熟地黄炭等。熟地黄具有滋阴补血、益精填髓的作用，适用于眩晕、耳鸣、月经不调等。

生地黄养阴、清虚热作用较强，适用于热病后期伤阴引起的舌红口干、烦渴多饮、阴虚内热、骨蒸劳热等。

单方独味妙用

心绞痛单方	鲜葛根适量，粳米100克。葛根切片磨碎，加水搅拌，沉淀取粉，取葛根粉30克，与粳米同煮粥。每日早晚服食。

中药复方有疗效

心绞痛方	山楂1000克，桃仁60克，蜂蜜250克。先将山楂、桃仁打碎，共入锅中，水煎2次，去渣合汁2碗，将汁同蜂蜜共盛瓷盆中，加盖，上锅隔水蒸1小时，离火，冷却，装瓶备用。每日2次，每次1匙，饭后用开水冲服。
	白檀香、制乳香、川郁金、醋炒延胡、制没药各12克，冰片2克，共研细末，另加降香末0.1克调匀，装瓶备用。临用时取少许医用二甲基亚砜调成软膏状，置膏药或伤湿止痛膏中心，贴膻中，双侧内关穴，每日换药1次。

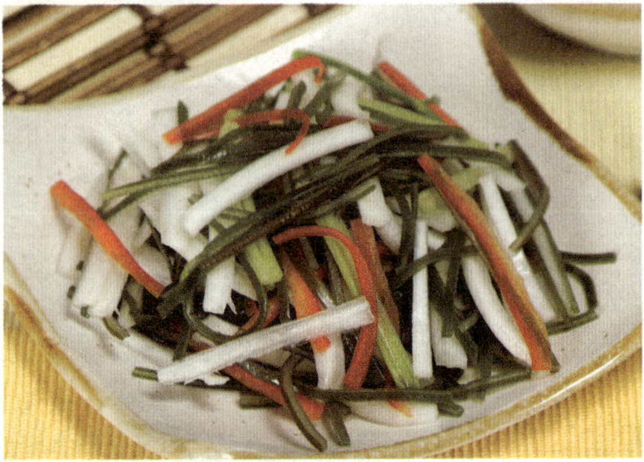

芹菜梗拌海带丝

材料 大白菜160克，海带丝150克，芹菜1棵，辣椒丝少许。

调料 胡椒粉少许，香油1小匙，盐适量。

做法

1. 将大白菜洗净后切条；芹菜摘去叶子，取梗，洗净后切成小段，再切成丝。
2. 将所有材料与胡椒粉、香油、盐一起放入盘中，充分拌匀即可上桌食用。

小寒——御寒补肾

小寒时天气已经很冷，我国大部分地区小寒和大寒期间都是最冷的时期，“小寒”一过，就进入“出门冰上走”的三九天了。小寒的特点是天渐寒，尚未大冷。

有趣的节气

传统饮食

“小寒”节气之后，很快就到“腊八”了。“腊八”有一重要的民俗就是吃“腊八粥”。《本草纲目》中记载：粥能“益气、生津、养脾胃、治虚寒”。也就是说粥有补中益气、补气养血、调脾胃、生津止渴、驱寒强身的功效。

小寒时节天气寒冷，人体需要滋补，喝腊八粥既暖胃又营养，还是绝佳的天然养生补品。腊八粥一般是以糯米、红豆、桂圆、红枣、花生、杏仁、松子等煮成“甜稀饭”，在隆冬时节里吃上一碗，甜在口中暖在心头。

猪肉

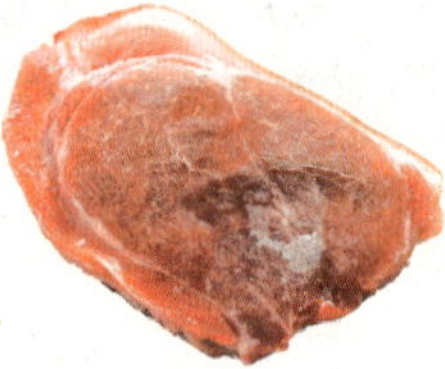

"滋阴，润燥，补血。"

——《本草纲目》

食材档案

别　　名　豕肉、彘肉

性味归经　性平，味甘、咸，归胃、脾、肾经

适宜人群　一般人都可食用

营养价值　蛋白质、脂肪、多种维生素和微量元素

食材详解

猪肉的纤维比较细腻，结缔组织较少，肌肉中含有较多的肌间脂肪，是人们摄取动物类脂肪和蛋白质的主要来源之一。冬季饮食方面应以滋阴为主，而猪肉具有补中益气、润泽肌肤、益精髓、滋阴、补心肺等功效。

当归

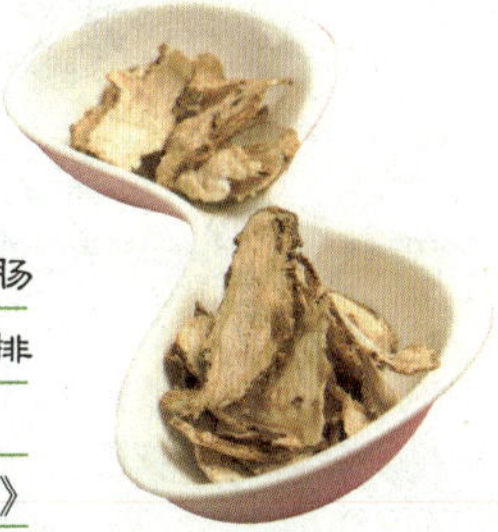

"治头痛，心腹诸痛，润肠胃、筋骨、皮肤，治痈疽，排脓止痛，和血补血。"

——《本草纲目》

食材档案

别　　名 秦归、云归、西当归、岷当归

性味归经 性温，味甘、辛，归肝、心、脾经

适宜人群 一般人均可食用

食材详解

当归为伞形科多年生草本植物。当归主产于甘肃、云南、四川，尤以甘肃岷县的品质最佳，岷县因此有"中国当归城"之称。当归有温中补血、活血调经、止痛、润肠通便之功效，既能补血，又能活血、止痛，因而有"妇科要药"之称，冬季腹冷痛经者可多食。另外，现代医学认为，当归还有养肝护肝的作用。

单方独味妙用

痛经方	食盐1000克，米醋100毫升，一同放入锅中炒热，分装2包，轮流热敷小腹部。

中药复方有疗效

双耳粥	黑木耳、银耳各10克，冰糖30克，粳米6克。将黑木耳、银耳用温水泡发，去杂质洗净，与粳米同煮为粥，加入冰糖即成。每日2剂。 适用于防治气血虚弱型痛经。
姜椒枣汤	干姜片、去核红枣各30克，花椒10克。将上述药前两味加水600毫升，烧开后，加入花椒10克，小火再煮20分钟，去渣。分2次服，每天1剂，5天为1个疗程。于月经来潮前3天开始服。 适用于女性寒湿凝滞、经期小腹冷痛、畏寒。

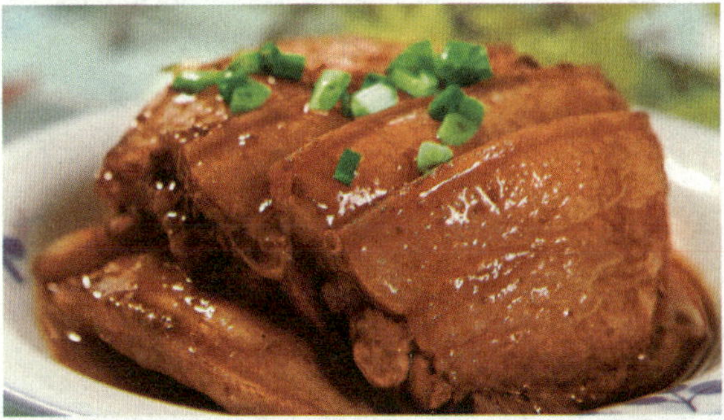

芋头扣肉

材料 带皮五花肉200克，芋头3个，大蒜2瓣。

调料 A.盐1小匙，蜂蜜、老抽、豆腐乳汁各1大匙；B.大料适量，水淀粉2大匙。

做法

1. 芋头去皮，洗净切片；大蒜切成末；带皮五花肉洗净入锅，加入大料，将五花肉煮至七成熟后捞出，用老抽涂抹五花肉表面，再将五花肉切片。
2. 将调料A和蒜末调成味汁；芋头片、五花肉片在调味汁中拌匀；将芋头片和肉片间隔地码在碗里，上蒸锅蒸熟，勾芡，浇至蒸好的扣肉上即可。

大寒

——御风寒，防燥邪

大寒节气时，常出现大范围雨雪天气和大风降温，我国受西北风气流控制及冷空气影响便会出现持续低温。

大寒节气是感冒等呼吸道疾病的高发期。另外，呼吸系统疾病（慢性支气管炎、慢性阻塞性肺疾病、支气管哮喘等）、心脑血管疾病（高血压、脑卒中等）在大寒节气也容易复发。

有趣的节气

传统饮食

羊肉性甘温而不燥，温中暖下，补肺肾气，生肌健力，适合冬令进补。在寒冷的大寒时节，室外冰天雪地，屋里全家人暖暖和和围坐在一起吃羊肉火锅，成了冬季单调生活中的一件美事。滋补的羊肉，加上一涮即食的烹调方法，既简单又营养，再配以芝麻酱、酱豆腐、韭菜花、虾油、辣椒油、酱油、米醋调成的蘸料，让人百吃不厌。

羊肉

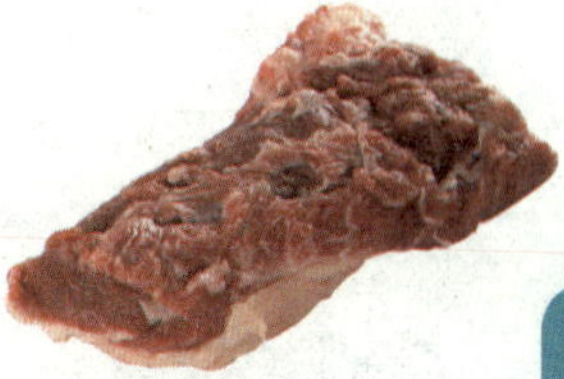

"熟脂：主贼风痿痹飞尸，辟瘟气，止劳痢，润肌肤，杀虫治疮癣，透肌肉经络，彻风热毒气。"

——《本草经疏》

食材档案

性味归经 性温，味甘，归脾、肾、心经

适宜人群 一般人均可食用

营养价值 脂肪、蛋白质

食材详解

羊肉在冬季食用，可起到进补和防寒的双重功效。《本草拾遗》中将羊肉与人参相提并论，认为它是温补、强身、壮体的肉类上品，能有效改善肾虚腰疼、病后虚寒、产后出血等病症。

冬虫夏草

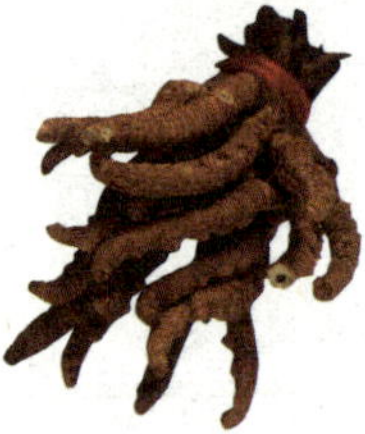

"冬虫夏草性温，补精益髓，此物保肺气，与雄鸭同煮食，宜老人。"

——《本草纲目拾遗》

食材档案

别　　名　冬虫草、虫草

性味归经　性温，味甘，归肺、肾经

适宜人群　一般人都可以食用

食材详解

冬虫夏草是一种传统的名贵滋补中药材，有调节免疫系统功能、抗肿瘤、抗疲劳等多种功效。《本草备要》中记载："冬虫夏草，甘平，保肺益肾，止血化痰，止劳咳。"常用于肾虚、遗精、腰膝酸痛、病后虚弱、久咳虚弱、劳咳痰血、自汗盗汗、阳痿阴冷、头昏耳鸣、肺虚或肺肾两虚、喘咳短气、体虚自汗、畏风等症。

单方独味妙用

治疗冻伤已溃	取鹿茸适量研为极细末，干擦或用香油调敷患处。每日2～3次，一般用药2～5日可痊愈。
肺结核单方	连翘20～25克，研成粉末。成人每日1次，饭前口服。

中药复方有疗效

低血压方	当归30克，川芎15克，鸡肉250克。一起放入蒸锅中蒸煮，熟后趁热吃，每日1次，连吃3天。
急性肾炎方	紫花地丁20克，蒲公英30克，野菊花10克，生地、小蓟各12克，鲜白茅根40克（若无鲜品可以干品减半），车前草、益母草各30克，玉米须、连翘、金银花各15克。水煎服，每日1剂。连服2～3周。

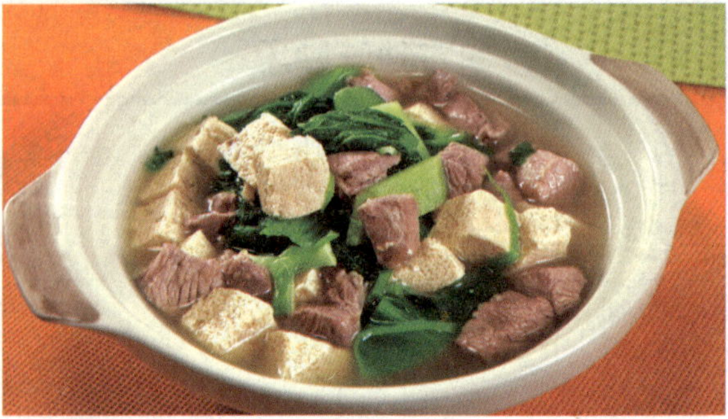

连锅羊肉

材料 羊肉100克，油菜100克，冻豆腐50克，蒜丝、姜片各适量。

调料 料酒、酱油各1大匙，盐、胡椒粉各少许。

做法

1. 羊肉汆烫，洗净，再与清水、料酒及姜片煮半小时，捞出，切块；冻豆腐切小块；油菜洗净。
2. 在砂锅中放入冻豆腐块，再下羊肉块，加入煮羊肉块的汤煮20分钟左右。
3. 待煮至肉软烂时加入酱油、盐、胡椒粉，再放入油菜煮开，撒入蒜丝即可。